癒やされながら脳力アップ！

絶景写真で まちがい探し

・世界の絶景編・

監修
篠原菊紀

はじめに

監修

公立諏訪東京理科大学・
工学部情報応用工学科教授

しの はら きく のり
篠原菊紀

　長野県生まれ。公立諏訪東京理科大学・工学部情報応用工学科教授、地域連携研究開発機構・医療介護・健康工学部門長、学生相談室長。東京大学大学院教育学研究科博士課程等を経て、現職。茅野市縄文ふるさと大使。健康科学、脳科学が専門。

　「遊んでいるとき」「運動しているとき」「学習しているとき」など日常的な場面での脳活動を調べている。「快感・楽しさ」をキーワードに「ドーパミン神経系のふるまいを利用しコンテンツの快感を量的に推定する研究」「機械学習を併用したゲーミング障害・ギャンブリング障害研究」「機械学習による「らしさ」研究」「脳活動計測器や視線計測器を使って、商品開発、介護予防、教育などに役立てる研究」などを企業などとコラボしながら行っている。

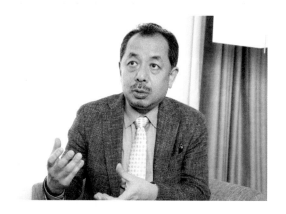

美しい旅の写真で人は
十分に癒やされる

　様々なストレスは脳に影響を与え、そんなとき脳ではコルチゾールやノルアドレナリンなどのストレス物質が分泌を増します。これはストレスに対抗するための心身の仕組みで、しばらくすれば収まるようにできています。しかし、ストレスが慢性的に続くと、収まりがつかなくなり、脳の働きを低下させたり、場合によっては脳細胞を殺したりしてしまいます。

　そんな時に必要なのが癒やしです。かつての実験で、旅の一晩目の夜には幸せ物質セロトニンの分泌が増し、旅のさなかにはリラックス状態と関連するα波が増えることが分かりました。自然免疫力にかかわるNK細胞活性が増し、抗酸化物質除去能が増し、「ああ、旅って本当に癒やしなんだな」と実感しました。

　ですので旅に出ましょう、と言いたいところですが、様々な事情があります。そこで本書です。日常から離れるだけでストレス低下を期待することができます。本書は「世界の絶景」をモチーフにしています。普段はあまり目にすることができない日常から離れた非日常の美しい景色を見ることができますので、美しい旅の写真で十分に癒やされてください。自然の

写真を見るだけで注意力が上がるとの報告もあります。

まちがい探しで脳を活性化

その美しい写真を使ったまちがい探し。もちろん脳のトレーニングにもなります。記憶や情報を一時的に脳に保存しながらあれこれ判断する機能をワーキングメモリ（作業記憶）といい、主に前頭前野がかかわります。この機能は脳のメモ帳のような機能で、まちがい探しでは盛んに使われます。右図はまちがい探しを行っているときの脳活動です。赤いところ、脳の前頭前野や空間認知にかかわる頭頂連合野が活性化しているのがわかります。

残念ながらワーキングメモリ機能は加齢とともに衰えやすい傾向にあります。またストレスがかかると、この機能が低下しがちです。そしてこの機能が衰えると、人との約束が重なる

といくつかが吹っ飛んでしまう、怒りっぽくなるといったことが起きやすくなります。

世界の絶景をこれほどじっくりと眺めることもないでしょう。「あ、こんなところに、こんなものがあるのか」など、まちがい探しを楽しみながら、新たな発見を得られることもあるでしょう。そして、安心して旅に出られるときがきたときには、実際に訪れてみて、その違いを楽しんでみてください。

── まちがい探し時の脳 ──

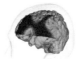 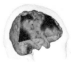

左脳　右脳

まちがい探し時の左脳　　まちがい探し時の右脳

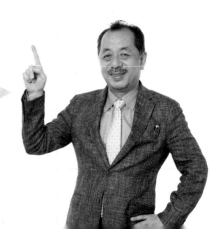

美しい旅の写真を使ったまちがい探しは、脳トレ＆癒やしとしておすすめです！この本で癒やされつつ、しっかり脳を鍛えましょう。

この本の使い方

最初のページから進める必要はありません。
好みの絶景写真から自由に始めてください。

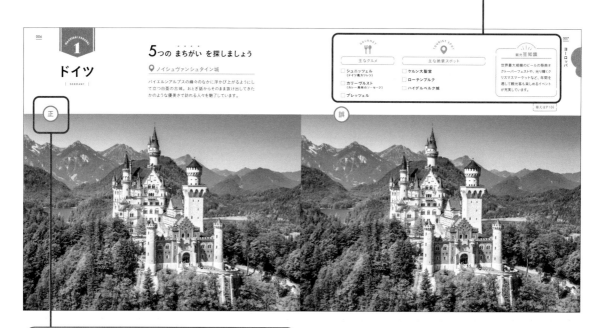

正 と 誤 を見比べます

左と右の写真を見比べてください。左が正しい写真、右がまちがいのある写真です。まちがいは、何かが消えている／足されている、色が変わっている、大きさが変化しているなど、さまざまなまちがいがあります。問題を解き終わった後は、左の正しい写真を絶景写真集としてご活用ください。

注意点

難易度の高いまちがいをご用意しています。「見つからなくて当たり前」と思って探してみてください。「まちがい」が見つからなくても、**決してイライラしたりしないように注意してください**。時間を置いてチャレンジをしたら、今度は見つかるかもしれません。

※印刷による汚れ・キズ・かすれなどは、まちがいに含まれませんのでご注意ください。
※本書はその効果に個人差があり、必ずしもすべての人にとって脳力アップがなされるというものではありません。

絶景写真でまちがい探し 世界の絶景編 **CONTENTS**

MACHIGAI SAGASHI
1

ドイツ

| GERMANY |

5つの まちがい を探しましょう

📍 ノイシュヴァンシュタイン城

バイエルンアルプスの峰々のなかに浮かび上がるようにして立つ白亜の古城。おとぎ話からそのまま抜け出してきたかのような優美さで訪れる人々を魅了しています。

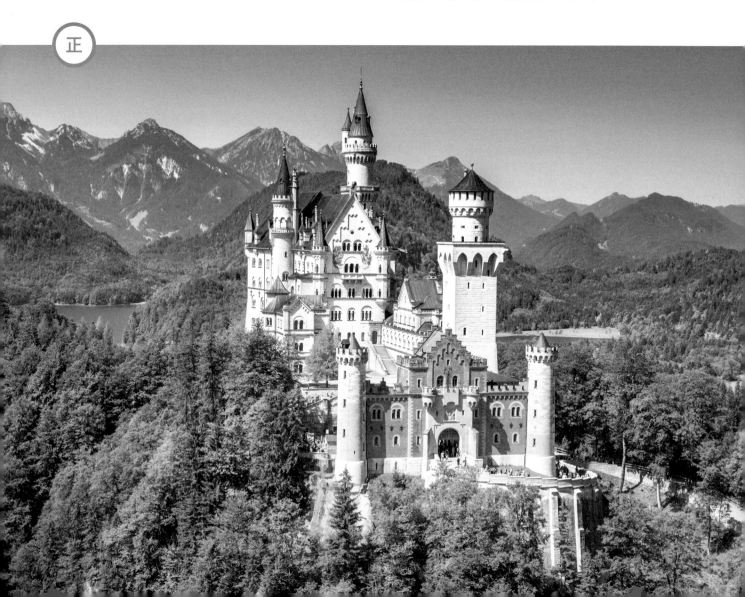

正

GOURMET

主なグルメ

- ☐ **シュニッツェル**
  （ドイツ風カツレツ）
- ☐ **カリーヴルスト**
  （カレー風味のソーセージ）
- ☐ **プレッツェル**

TOURIST SPOT

主な絶景スポット

- ☐ **ケルン大聖堂**
- ☐ **ローテンブルク**
- ☐ **ハイデルベルク城**

観光 豆知識

世界最大規模のビールの祭典オクトーバーフェストや、光り輝くクリスマスマーケットなど、年間を通して観光客も楽しめるイベントが充実しています。

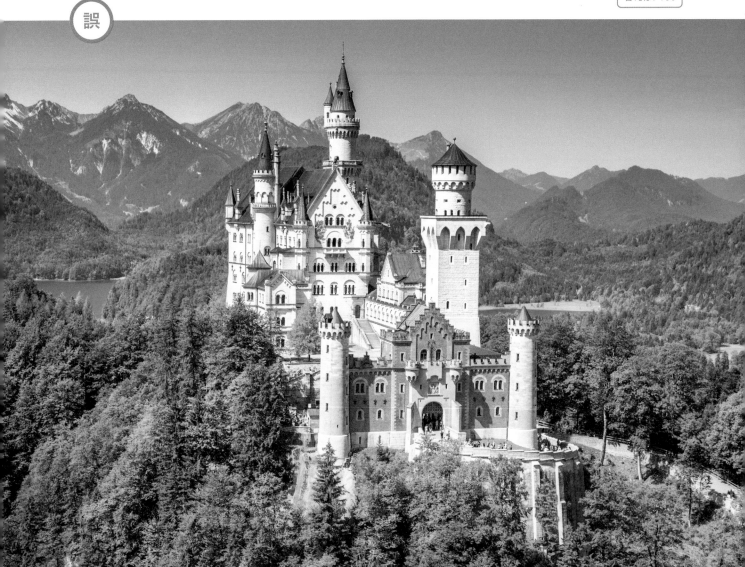

MACHIGAI SAGASHI
2

英国

| UK |

5つの まちがい を探しましょう

📍 ビッグ・ベン〈エリザベス・タワー〉

英国国会議事堂に建設されている、高さ約96mの時計塔。エレガントなネオ・ゴシック建築で、ロンドンのシンボルとして、テムズ川沿いに佇んでいます。

正

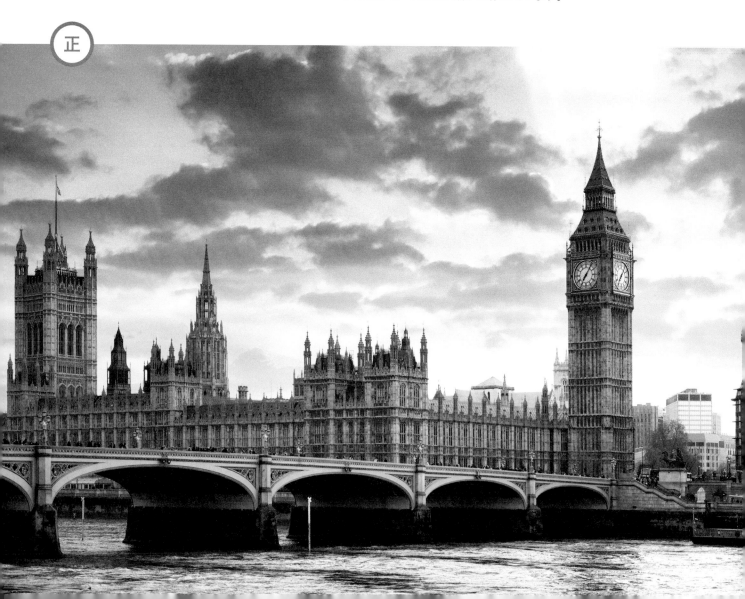

GOURMET

主なグルメ

- ☐ **フィッシュ＆チップス**
- ☐ **ローストビーフ**
- ☐ **アフタヌーンティー**

TOURIST SPOT

主な絶景スポット

- ☐ **バッキンガム宮殿**
- ☐ **コッツウォルズの村々**
- ☐ **ストーンヘンジ**

観光 豆知識

英国各地には、映画『ハリー・ポッター』シリーズのロケ地が点在。ロンドンのキングスクロス駅には、ホグワーツ特急が発車するプラットホーム9と4分の3番線があります。

答えはP106

誤

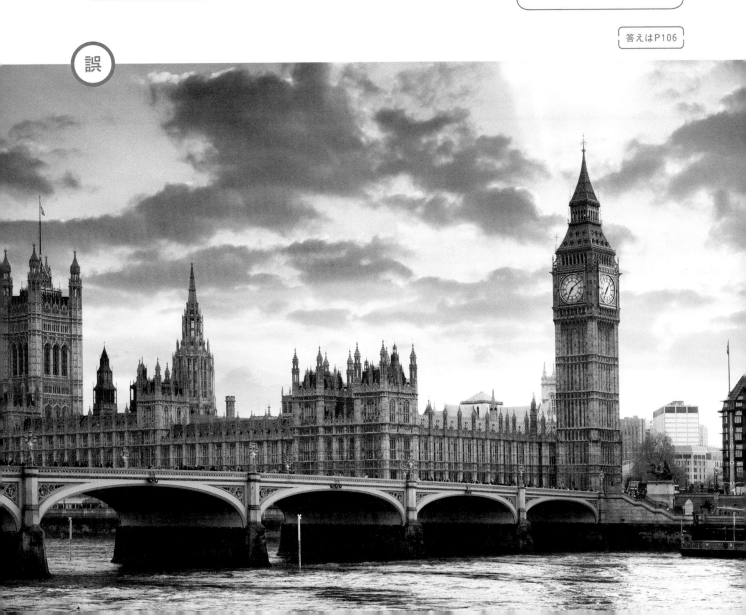

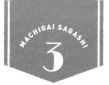

MACHIGAI SAGASHI
3

フランス

| FRANCE |

5つの まちがい を探しましょう

📍 モン・サン・ミシェル

フランス西海岸のサン・マロ湾上に浮かぶ修道院。満潮時には海に浮かんだように見え、その幻想的な姿を一目見ようと多くの観光客が訪れます。

正

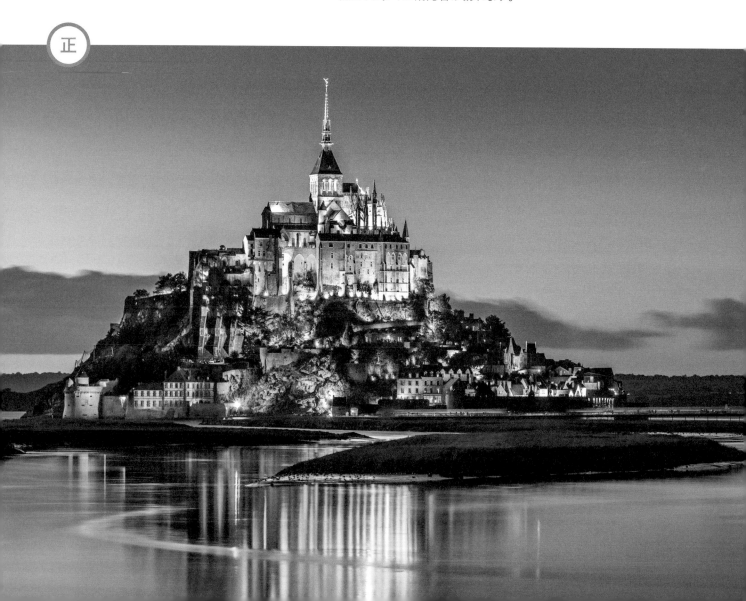

主なグルメ

☐ クロワッサン
☐ ガレット
☐ マカロン

主な絶景スポット

☐ エッフェル塔
☐ ルーヴル美術館
☐ ヴェルサイユ宮殿

観光豆知識

ユネスコの無形文化遺産に登録されているフランス料理。個性豊かな郷土料理から、チーズ、ワイン、スイーツまで、美食があふれています。

答えはP106

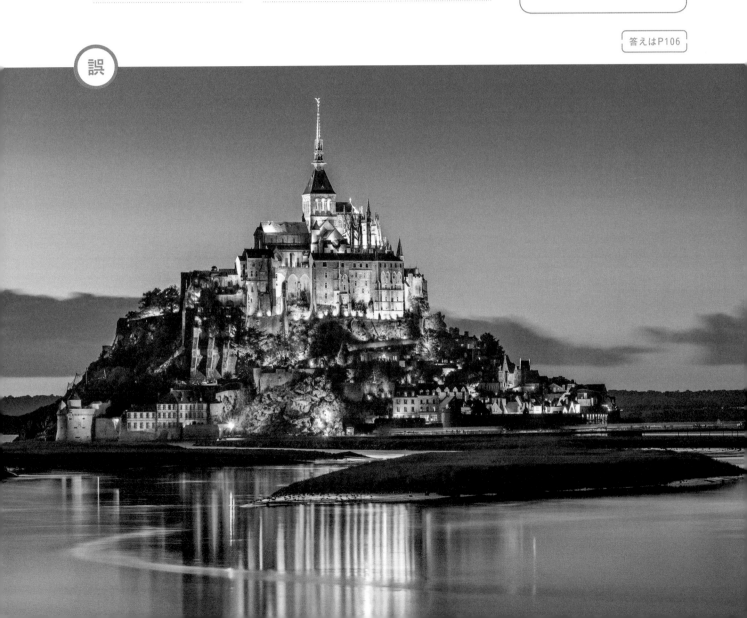

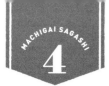

MACHIGAI SAGASHI

4

イタリア

| ITALY |

5つの まちがい を探しましょう

📍 ヴェネツィア

町全体が海に浮かぶ干潟の上にあるという、世界でも類を見ない水上都市です。中世の面影が色濃く残るロマンチックな町並みを、名物のゴンドラから眺められます。

正

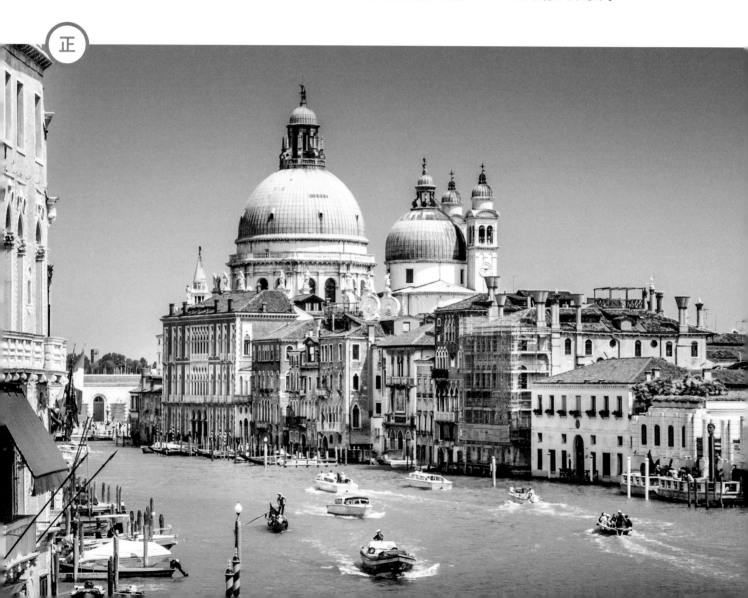

GOURMET

主なグルメ

- ☐ パスタ
- ☐ ピッツァ
- ☐ ジェラート

TOURIST SPOT

主な絶景スポット

- ☐ コロッセオ
- ☐ サンタ・マリア・デル・フィオーレ大聖堂
- ☐ アマルフィ海岸

観光豆知識

イタリアの世界遺産の登録数は、中国と並び世界一。特に文化遺産が豊富で、ローマやフィレンツェなどの歴史地区は、歩いているだけでも楽しめます。

答えはP106

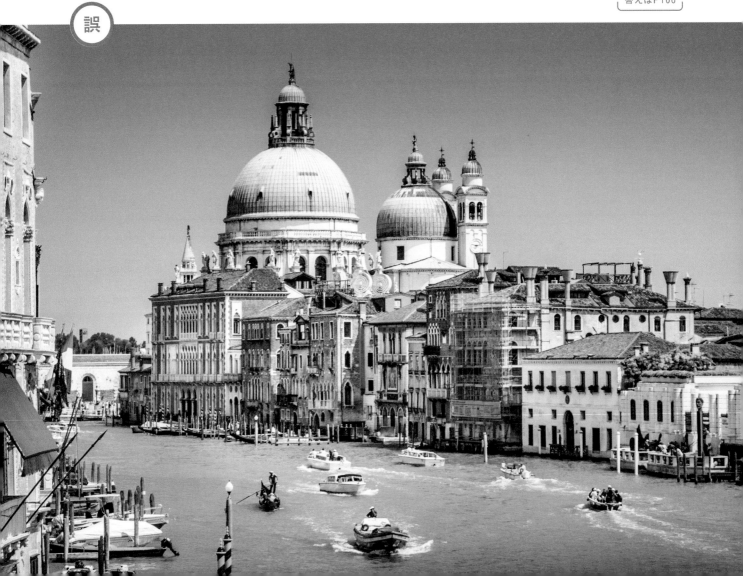

MACHIGAI SAGASHI
5

ロシア

| RUSSIA |

5つの まちがい を探しましょう

📍 バイカル湖

ロシア南東部に位置する湖で、琵琶湖のおよそ47倍もの面積を誇ります。水の純度が高いことから、冬には分厚い氷の中に閉じ込められた気泡までよく見えます。

正

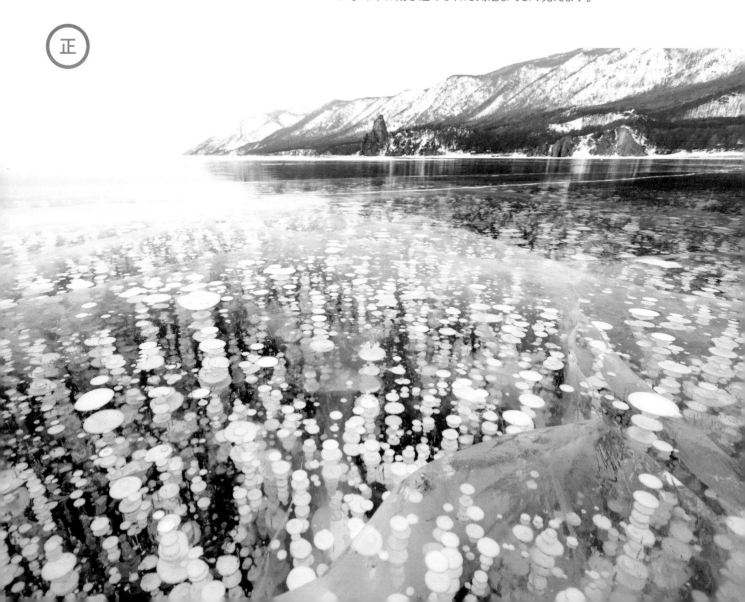

GOURMET

主なグルメ

- ☐ ボルシチ
- ☐ ビーフストロガノフ
- ☐ ピロシキ

TOURIST SPOT

主な絶景スポット

- ☐ 赤の広場
- ☐ 聖ワシリイ大聖堂
- ☐ サンクトペテルブルク歴史地区

観光豆知識

芸術大国のロシアではバレエ鑑賞もおすすめ。首都モスクワのボリショイ劇場を本拠地とするボリショイ・バレエ団は、世界最高レベルともいわれています。

答えはP106

誤

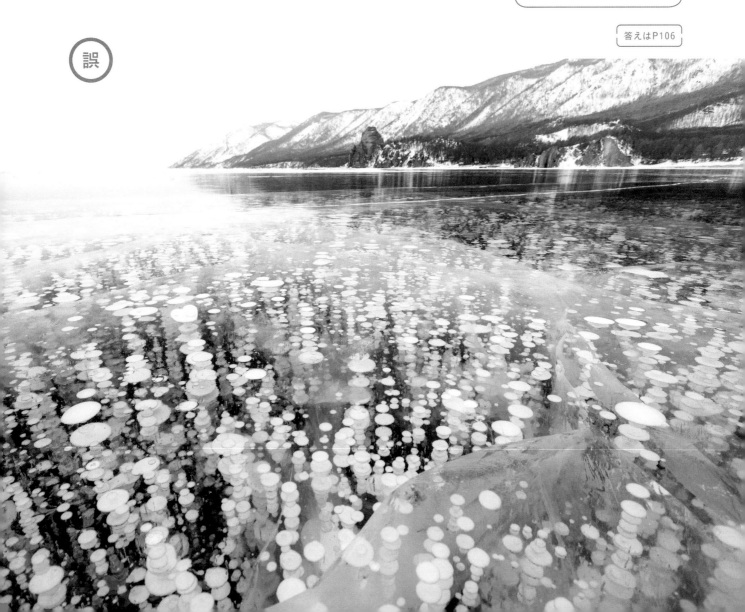

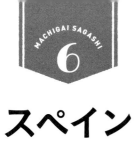

MACHIGAI SAGASHI
6

スペイン

| SPAIN |

5つの まちがい を探しましょう

📍 サグラダ・ファミリア

スペインが誇る天才建築家アントニ・ガウディが生涯をかけて設計・建築に挑んだ大聖堂。その独創的かつ壮大な建物は、着工から140年近く経つ今なお建設途中です。

正

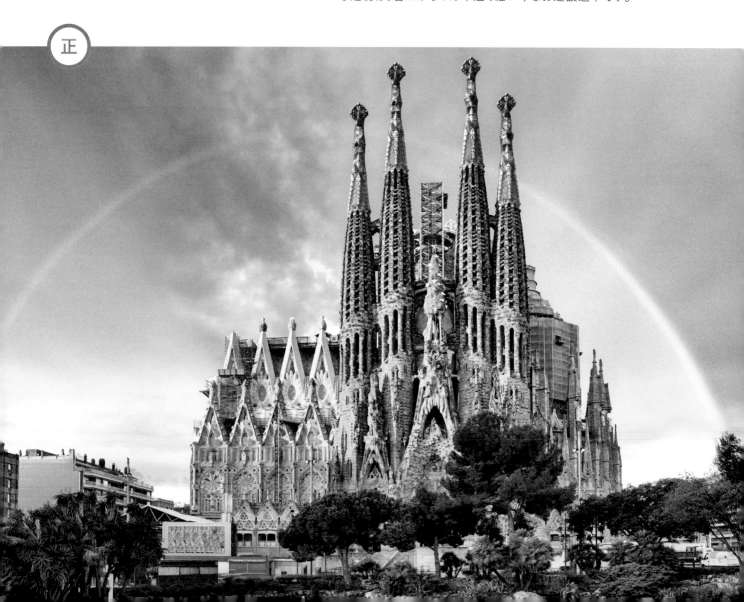

GOURMET

主なグルメ

- ☐ パエリア
- ☐ アヒージョ
- ☐ バスクチーズケーキ

TOURIST SPOT

主な絶景スポット

- ☐ プラド美術館
- ☐ 古都トレド
- ☐ アルハンブラ宮殿

観光豆知識

ピカソやミロ、ダリ、ゴヤなど、著名な画家を多数輩出しているスペイン。マドリードやバルセロナなどの都市部では、美術館巡りも外せません。

答えはP106

誤

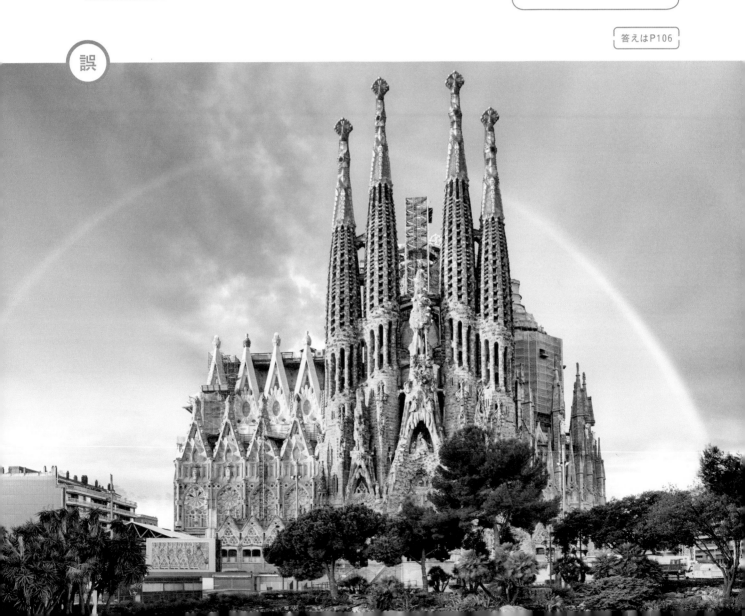

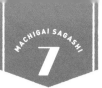

MACHIGAI SAGASHI 7

オランダ

| NETHERLANDS |

5つの まちがい を探しましょう

📍 チューリップ畑

オランダ各地では、春の訪れとともに色とりどりのチューリップが咲き誇ります。特に伝統的な木造の風車を背景に広がるチューリップ畑は、メルヘンチックです。

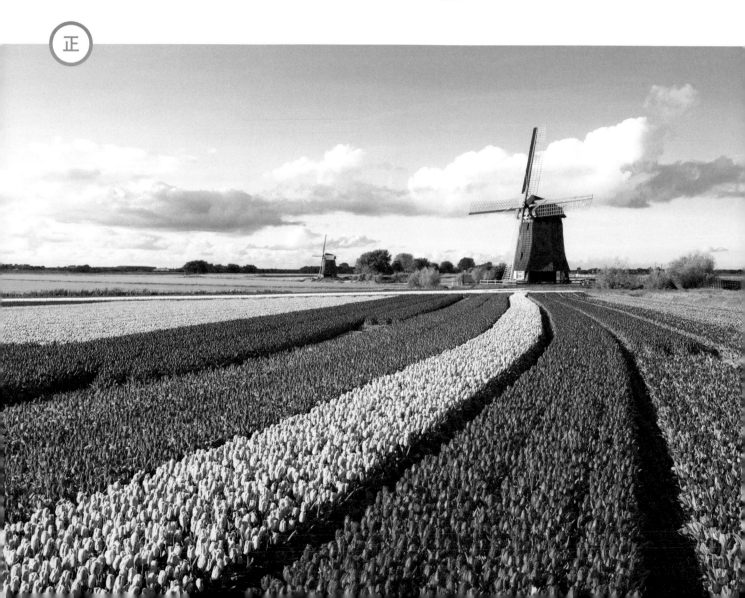

正

GOURMET

主なグルメ

- [ ] **エルテンスープ**
  （青豆ベースのスープ）
- [ ] **パネクック**
  （オランダ風パンケーキ）
- [ ] **ストロープワッフル**

TOURIST SPOT

主な絶景スポット

- [ ] **アムステルダムの運河**
- [ ] **キューケンホフ公園**
- [ ] **キンデルダイク**

観光**豆知識**

日本でも人気の高いゴッホ、フェルメール、レンブラントなどの画家はすべてオランダ出身。美術館巡りはオランダ観光のハイライトのひとつです。

答えはP106

誤

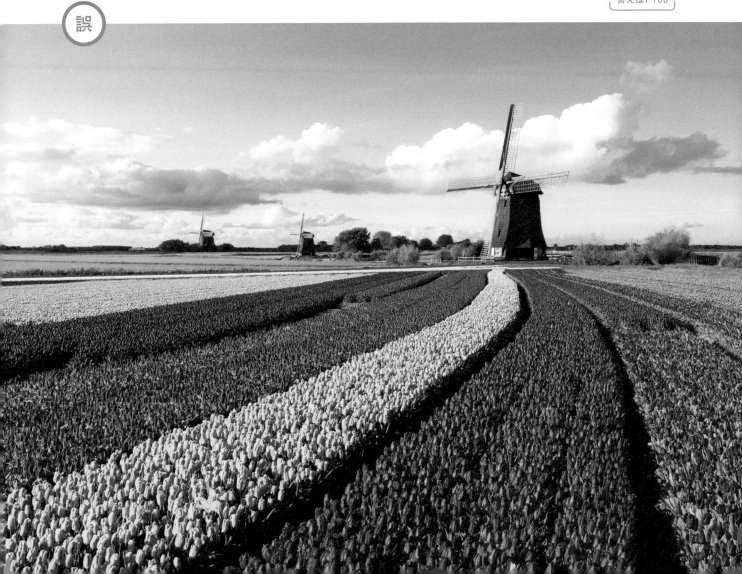

MACHIGAI SAGASHI
8

スイス

| SWITZERLAND |

5つの まちがい を探しましょう

📍 マッターホルン

町を見守るようにしてそびえる、ピラミッドのように鋭角で均整のとれた山。連山が続くアルプスのなかでは珍しい独立峰で、標高は4478mあります。

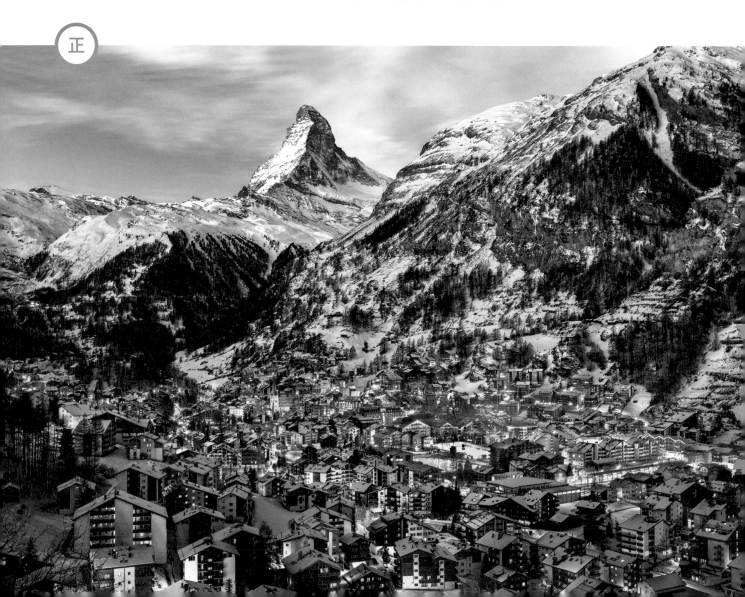

GOURMET

主なグルメ

- ☐ チーズフォンデュ
- ☐ ラクレット
- ☐ チョコレート

TOURIST SPOT

主な絶景スポット

- ☐ ベルン旧市街
- ☐ レマン湖
- ☐ ゴルナーグラート

観光 **豆知識**

周囲をドイツ、フランス、イタリア
などに囲まれた内陸国で、国土の
大半は山岳地帯です。いくつもの
名峰があり、シーズン中は多くの
登山家や観光客で賑わいます。

答えはP106

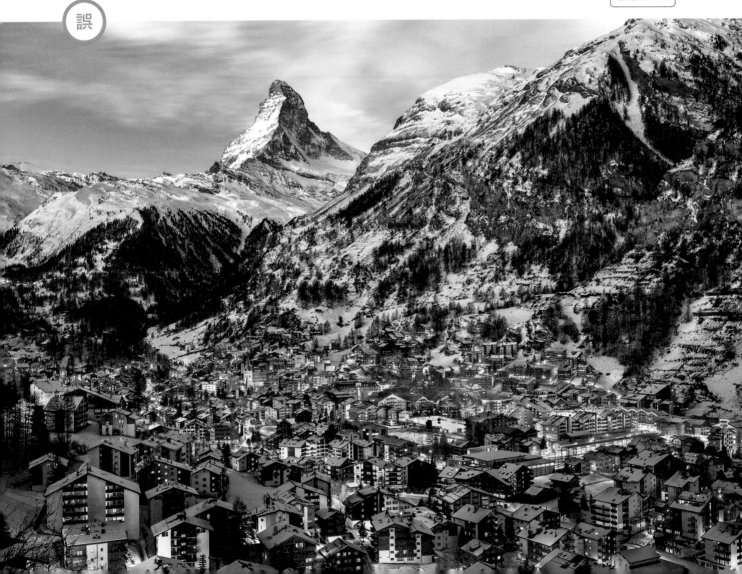

MACHIGAI SAGASHI
9

スウェーデン

| SWEDEN |

5つの まちがい を探しましょう

📍 **ガムラ・スタン**

ストックホルム大聖堂や王宮などの歴史的な建物のほか、石畳の通りにかわいい建物が立ち並ぶ旧市街です。中世にタイムスリップしたかのような気分で散策が楽しめます。

正

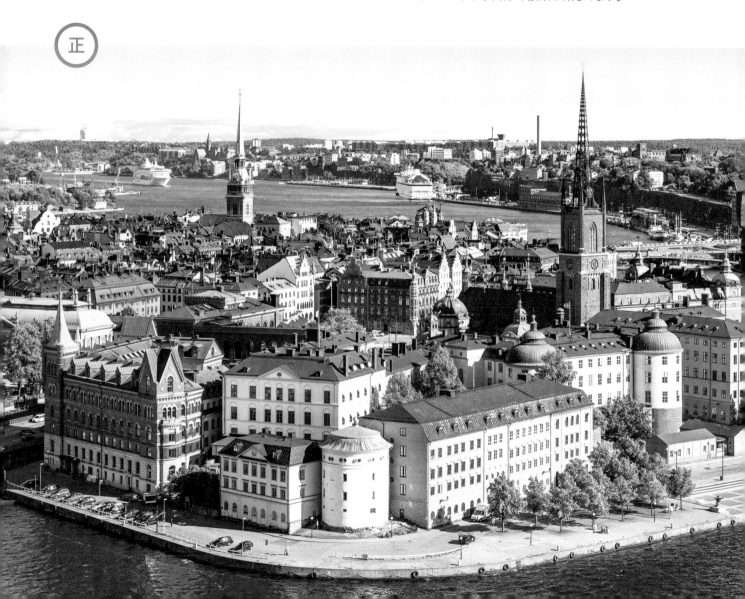

GOURMET

主なグルメ

- ☐ **ショットブラール**（ミートボール）
- ☐ **ザリガニ**
- ☐ **セムラ**（菓子パン）

TOURIST SPOT

主な絶景スポット

- ☐ **ストックホルム市庁舎**
- ☐ **ストックホルム市立図書館**
- ☐ **ドロットニングホルム宮殿**

観光**豆知識**

ノーベル賞を制定した発明家アルフレッド・ノーベルはスウェーデン出身。ノーベル賞授賞式の晩餐会はストックホルム市庁舎で行われています。

答えはP107

誤

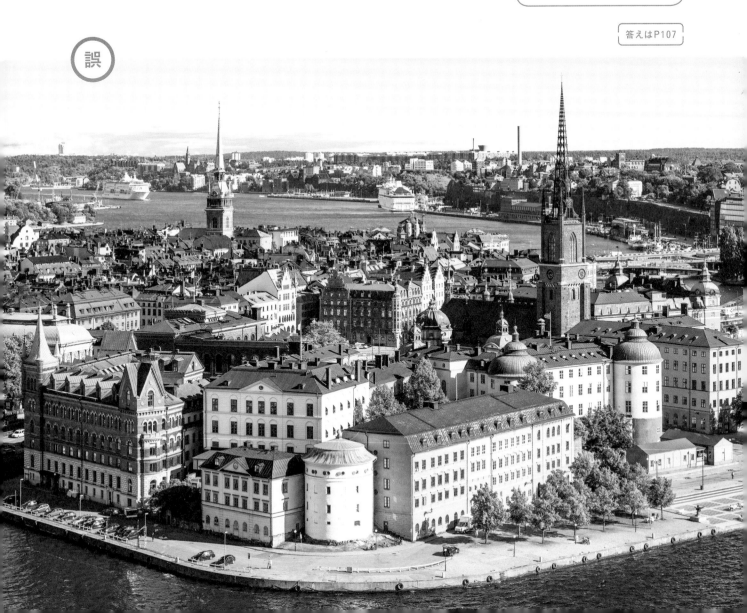

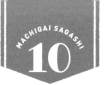

MACHIGAI SAGASHI
10

ベルギー

| BELGIUM |

5つの まちがい を探しましょう

📍 グラン・プラス

市庁舎やギルドハウスなど歴史的な建物に囲まれた美しい大広場。偶数年の8月中旬には50万本以上もの花が敷き詰められ、巨大なフラワーカーペットができあがります。

正

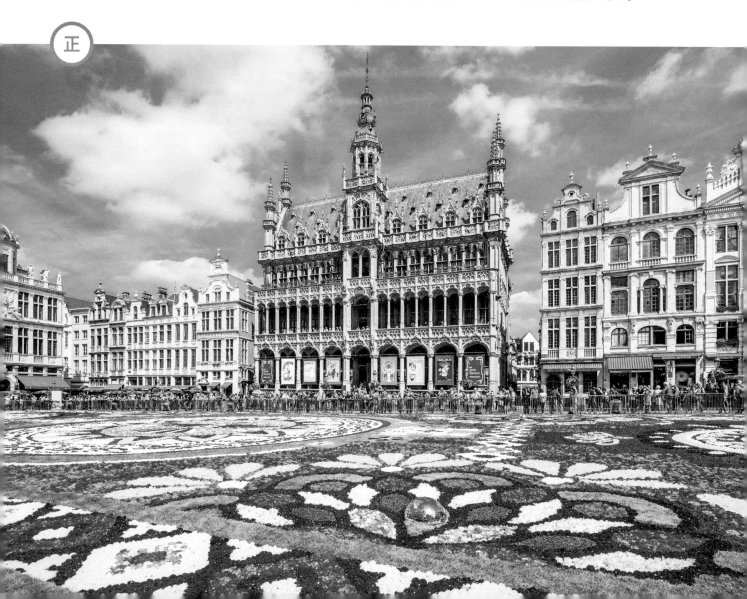

主なグルメ

- ☐ ムール貝の白ワイン蒸し
- ☐ フリッツ（フライドポテト）
- ☐ ブリュッセルワッフル

主な絶景スポット

- ☐ アントワープ中央駅
- ☐ アントワープ聖母大聖堂
- ☐ ブルージュ歴史地区

観光豆知識

ベルギーといえばチョコレート。日本でもおなじみのショコラティエ「ゴディバ」や「ピエール・マルコリーニ」はベルギー王室御用達としても有名です。

答えはP107

誤

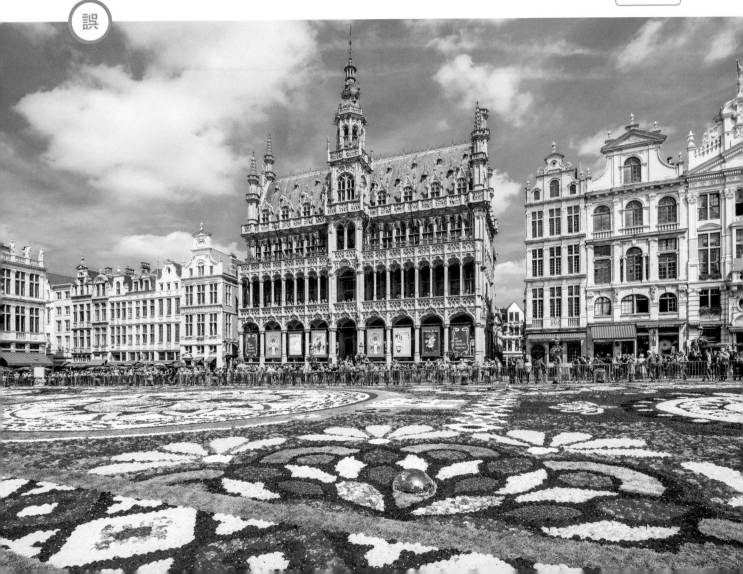

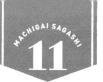

MACHIGAI SAGASHI
11

ノルウェー

| NORWAY |

5つの まちがい を探しましょう

📍 トロルの舌

高さ700mもの断崖に飛び出た、トロル（巨人の妖精）の舌のようなかたちの岩盤。ノルウェー南西部の海岸線にあり、果てしなく広がるフィヨルドの雄大な景色が望めます。

正

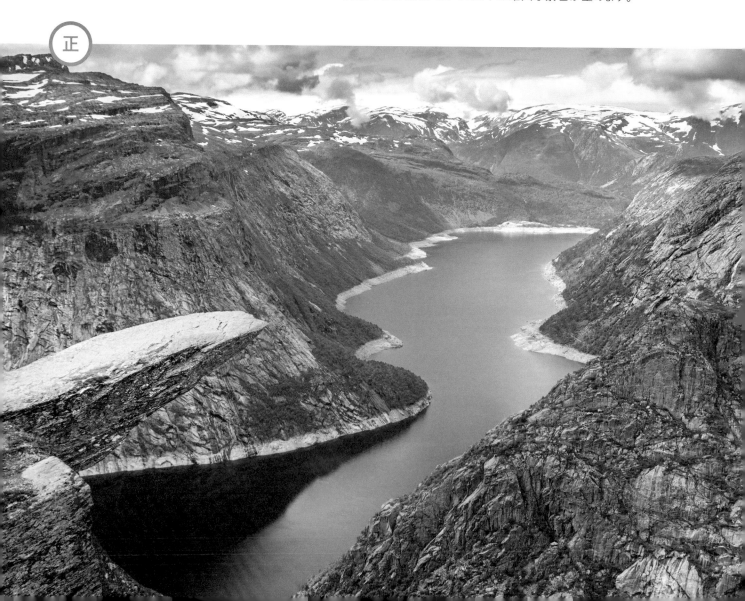

GOURMET

主なグルメ

- ☐ 生サーモン
- ☐ フォーリコール
  （ラム肉とキャベツの煮込み）
- ☐ ブルノスト（ブラウンチーズ）

TOURIST SPOT

主な絶景スポット

- ☐ ムンク美術館
- ☐ ブリッゲン
- ☐ ガイランゲルフィヨルド

観光豆知識

国土が北極圏にまたがっているノ
ルウェー。夏は太陽が24時間沈
まない白夜の日もあり、"真夜中の
太陽"を目当てに訪れる観光客で
賑わいます。

答えはP107

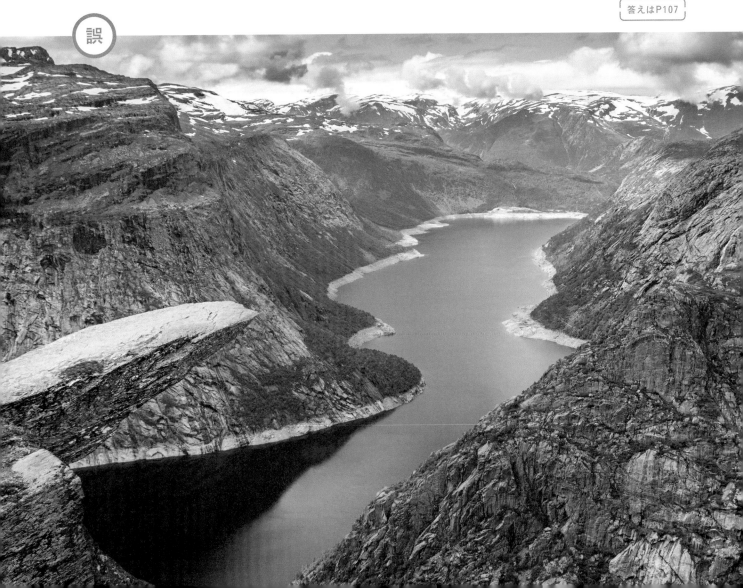

誤

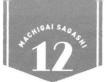

フィンランド

| FINLAND |

5つの まちがい を探しましょう

📍 ラップランドのオーロラ

フィンランド北部では、冬になると光のカーテン、オーロラが上空に舞います。緑や紫色にゆらゆらと輝き、幻想的に揺れるオーロラは一度見たら忘れられない美しさです。

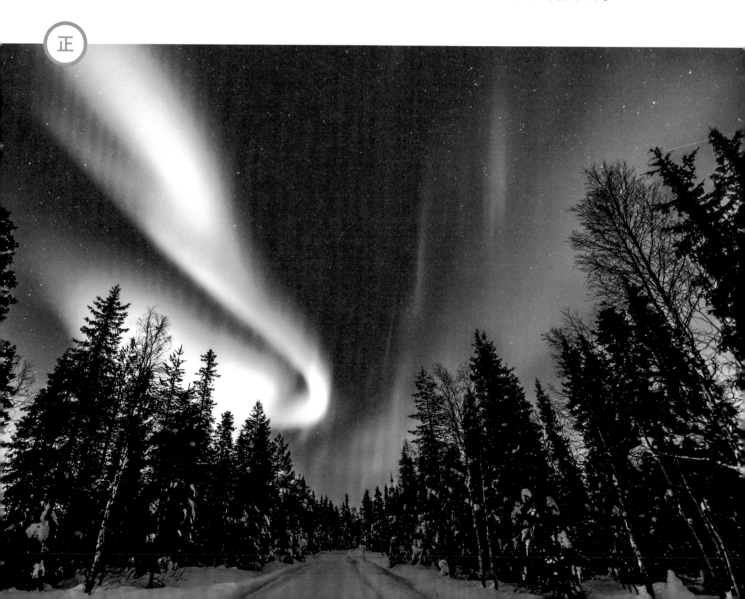

正

GOURMET

主なグルメ

- ☐ **リハプッラ**（ミートボール）
- ☐ **ロヒケイット**
（サーモンのクリームスープ）
- ☐ **シナモンロール**

TOURIST SPOT

主な絶景スポット

- ☐ **オールドマーケットホール**
- ☐ **ムーミンワールド**
- ☐ **サンタクロース村**

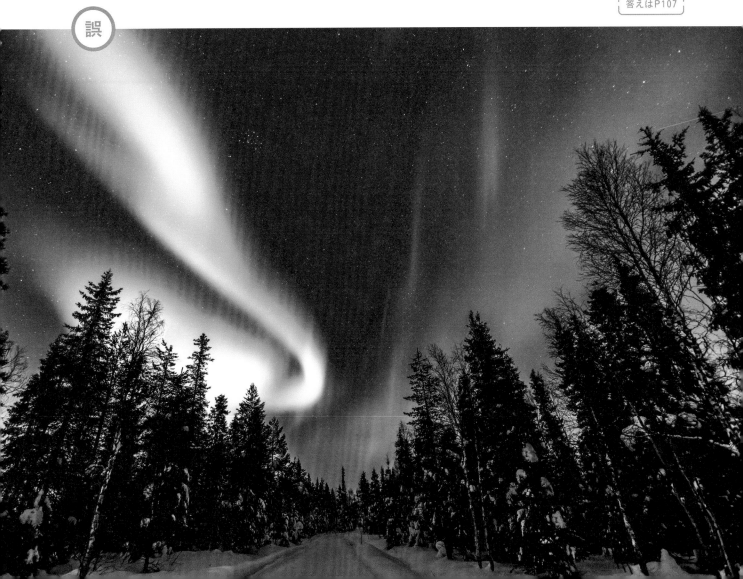

観光 豆知識

日本でもおなじみの北欧ブランド「マリメッコ」や「アラビア」、「イッタラ」などはすべてフィンランド生まれ。ショッピング好きにはたまりません。

答えはP107

誤

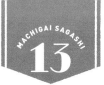

MACHIGAI SAGASHI

13

チェコ

| CZECH REPUBLIC |

5つの まちがい を探しましょう

📍 プラハ歴史地区

14世紀に神聖ローマ帝国の都として繁栄したプラハ。まるで中世から時が止まったかのような華やかな町を、小高い丘から見下ろしているのはプラハ城（写真右奥）です。

正

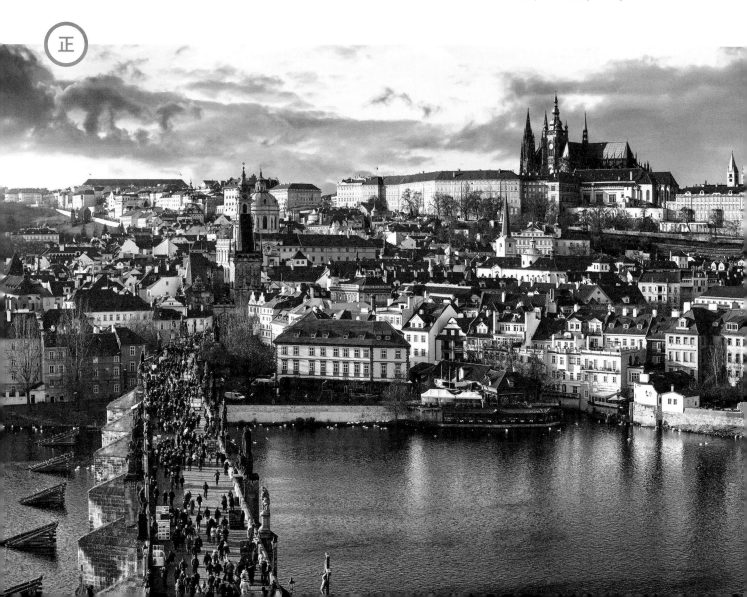

GOURMET

主なグルメ

☐ **クネドリーキ**（茹でパン）

☐ **グラーシュ**（牛肉のシチュー）

☐ **ポークカツレツ**

TOURIST SPOT

主な絶景スポット

☐ **モラヴィアの大草原**

☐ **チェスキークルムロフ歴史地区**

☐ **テルチ歴史地区**

観光**豆知識**

ピルスナービール発祥の地である
チェコは、国民1人あたりのビー
ル消費量が世界屈指のビール大
国。ビールが安く購入できること
でも有名です。

答えはP107

誤

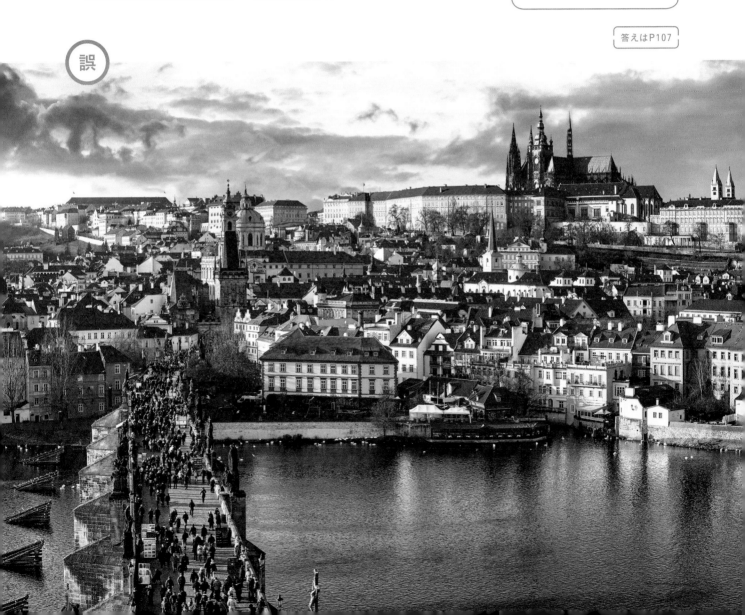

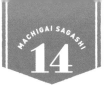

MACHIGAI SAGASHI

14

ギリシャ

| GREECE |

5つの まちがい を探しましょう

◉ サントリーニ島

エーゲ海に浮かぶ島々のなかでも特にロマンチックといわれるリゾートアイランド。青いドームをもつ教会と白亜の家々が断崖絶壁に立ち並び、ハネムーナーにも人気です。

正

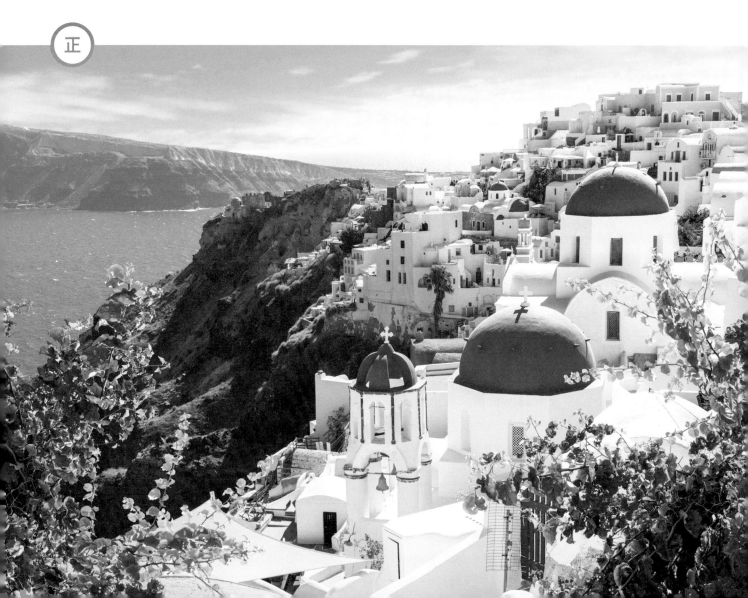

GOURMET

主なグルメ

- ☐ **グリークサラダ**
- ☐ **ドルマ**
  （ブドウの葉で具を包んだ料理）
- ☐ **ムサカ**（ラザニア）

TOURIST SPOT

主な絶景スポット

- ☐ **メテオラ**
- ☐ **デルフィ遺跡**
- ☐ **オリンピア遺跡**

観光豆知識

サントリーニ島やミコノス島など、エーゲ海に浮かぶギリシャの島々は、美しい海岸線と砂浜が自慢。夏には世界各国から観光客が訪れます。

答えはP107

誤

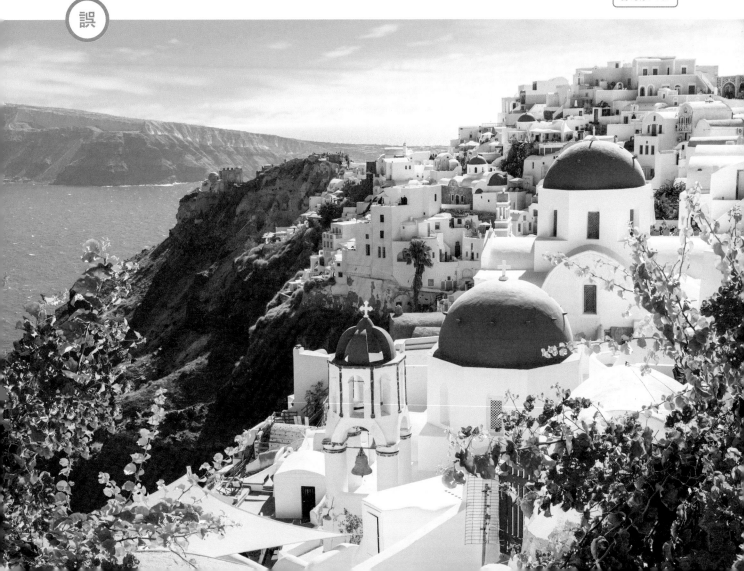

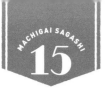

ウズベキスタン

| UZBEKISTAN |

5つの まちがい を探しましょう

📍 サマルカンド

シルクロードの中心都市として発展した歴史をもつ町。"イスラム世界の宝石"ともよばれ、青色のモスクやメドレセ（神学校）などが立ち並ぶ神秘的な町並みが印象的です。

正

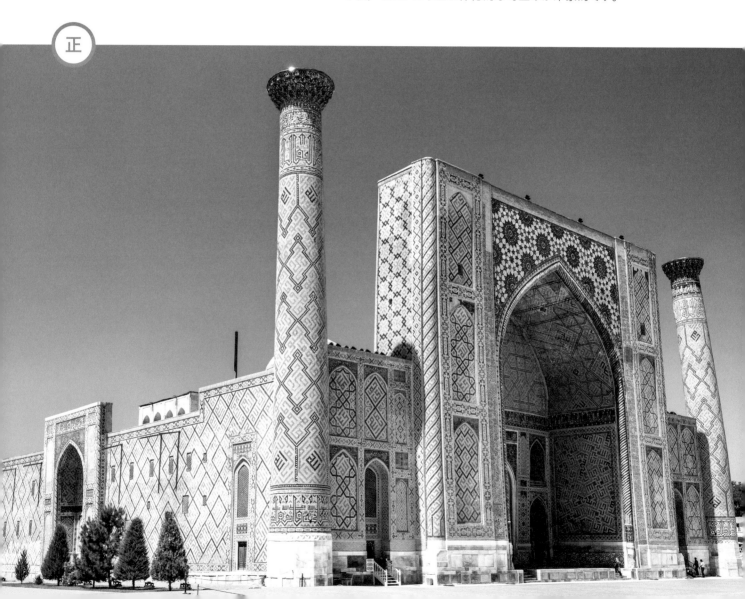

GOURMET

主なグルメ

- ☐ **プロフ**（ピラフ）
- ☐ **マンティ**（餃子）
- ☐ **シャシリク**（肉の串焼き）

TOURIST SPOT

主な絶景スポット

- ☐ **アミール・ティムール廟**
- ☐ **ブハラ歴史地区**
- ☐ **イチャン・カラ**

観光 **豆知識**

国土の大半は砂漠に覆われていて海がない内陸国ですが、野菜や果物の栽培も盛んです。夏には安くておいしいメロンやスイカが味わえます。

答えはP107

誤

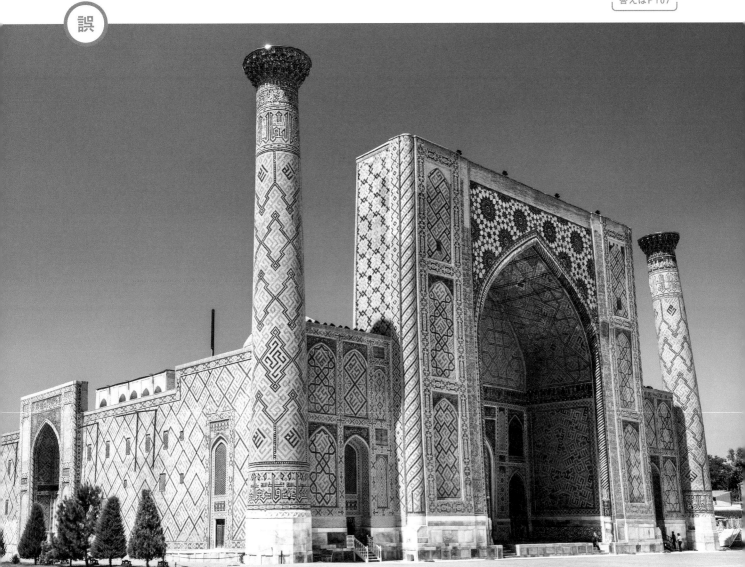

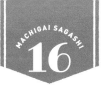

MACHIGAI SAGASHI
16

クロアチア

| CROATIA |

5つの まちがい を探しましょう

📍 **プリトヴィッツェ湖群国立公園**

クロアチア中部の高地に広がるヨーロッパ屈指の国立公園。緑豊かな森のなかに大小の湖と滝が点在し、エメラルドグリーンに輝く絶景を作りだしています。

正

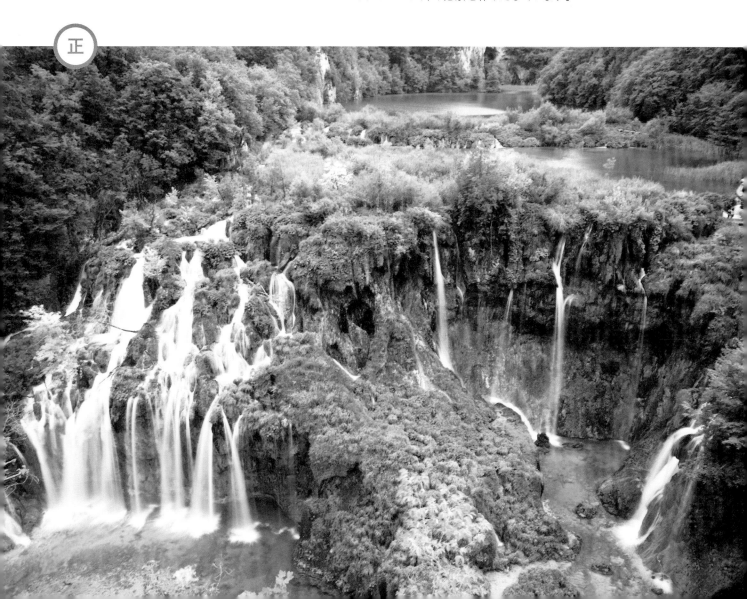

GOURMET

主なグルメ

- [ ] ザグレブ風カツレツ
- [ ] トリュフ
- [ ] 生カキ

TOURIST SPOT

主な絶景スポット

- [ ] ドゥブロヴニク旧市街
- [ ] ディオクレティアヌス宮殿
- [ ] エウフラシウス聖堂

観光豆知識

アドリア海に面したクロアチアは、中世より海洋貿易の要衝として発展しました。現在も漁業が盛んで、おいしいシーフード料理が食べられます。

答えはP107

誤

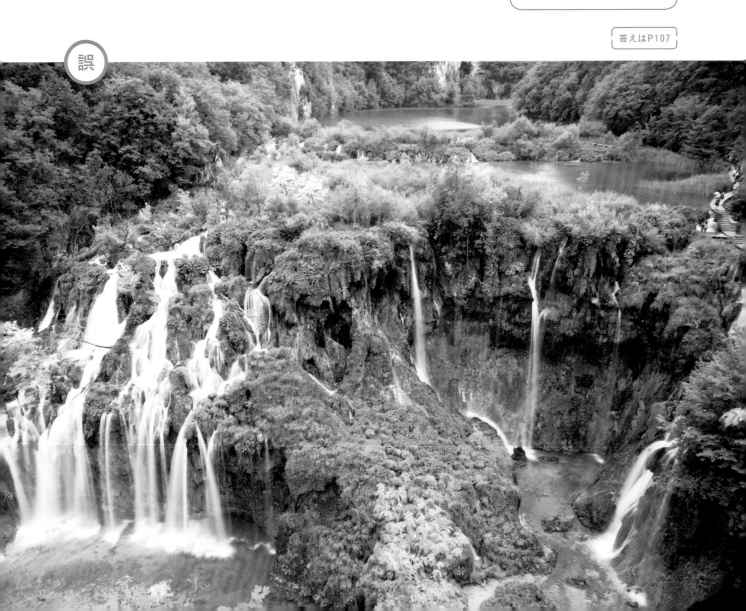

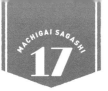

MACHIGAI SAGASHI

17

スロベニア

| SLOVENIA |

5つの まちがい を探しましょう

📍 ブレッド湖

ユリアンアルプスの最高峰トリグラウ山が背景に広がる、周囲約6kmの氷河湖。湖に浮かぶ小島にはバロック様式の教会が立ち、絵画のように美しい景色を堪能できます。

正

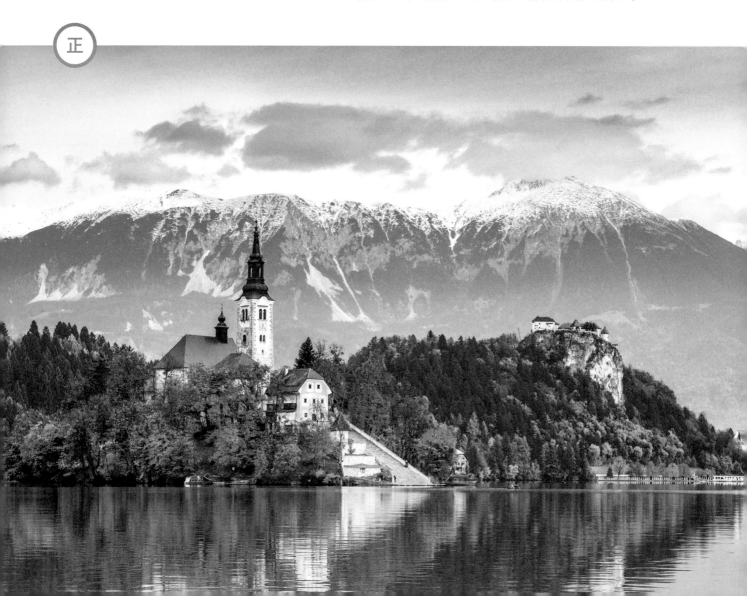

GOURMET

主なグルメ

- ☐ ヨータ（ザワークラウトのスープ）
- ☐ ローストポーク
- ☐ マス

TOURIST SPOT

主な絶景スポット

- ☐ リュブリャナ城
- ☐ ポストイナ鍾乳洞
- ☐ プレジャマ城

観光**豆知識**

ユリアンアルプスで最も高いトリグラウ山は標高2864m。国旗のデザインにも使われているスロベニアのシンボルで、日本人にとっての富士山のような存在です。

答えはP108

誤

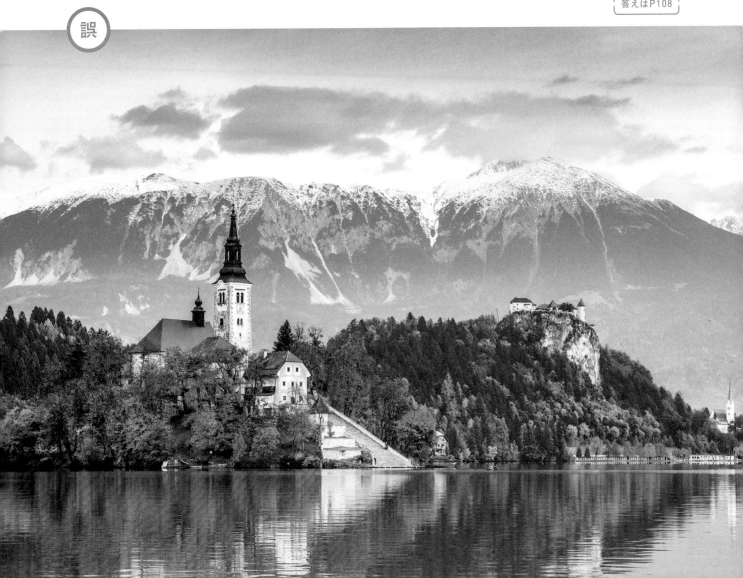

MACHIGAI SAGASHI
18

アイスランド

| ICELAND |

5つの まちがい を探しましょう

📍 ヴァトナヨークトル氷河

アイスランド南東部にあるヨーロッパ最大の氷河。総面積は約8100km²、最大の厚さは1km近くもあり、青い輝きが洞窟内を満たす光景は、まさに大自然の神秘です。

正

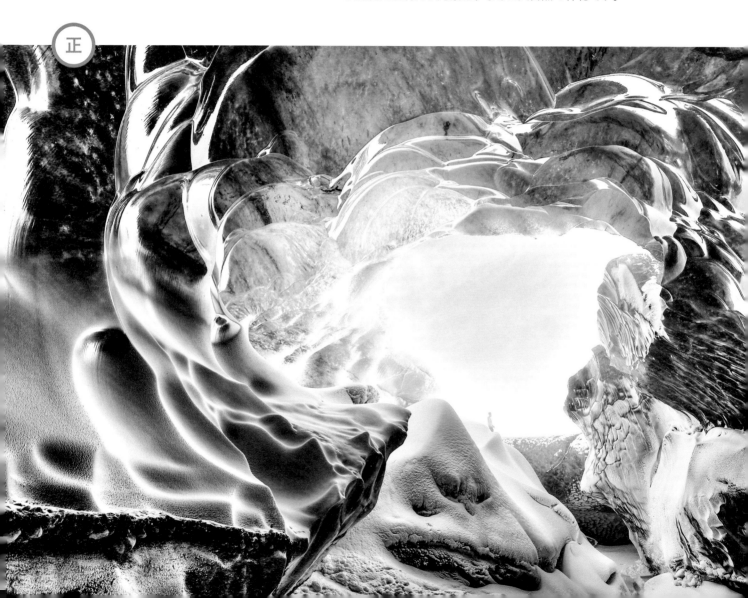

GOURMET

主なグルメ
☐ ランバラエリ（羊脚のロースト）
☐ クジラ料理
☐ シーフード料理

TOURIST SPOT

主な絶景スポット
☐ ハットルグリムス教会
☐ ブルーラグーン
☐ シンクヴェトリル国立公園

観光豆知識

北海道より少し大きいくらいの小さな島国でありながら、火山や温泉、オーロラに氷河など、息を飲むほど美しい雄大な自然が満喫できます。

答えはP108

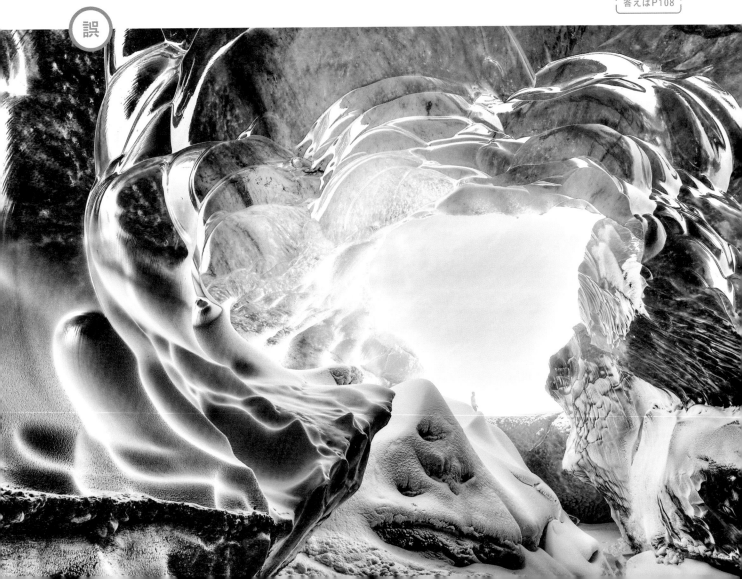

誤

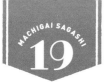

MACHIGAI SAGASHI

19

トルコ

| TURKEY |

5つの まちがい を探しましょう

📍 カッパドキア

キノコのような形の奇岩がニョキニョキ立つ不思議な光景
が広がります。明け方の空には、観光客を乗せた気球が
次から次へと上がり、とても幻想的です。

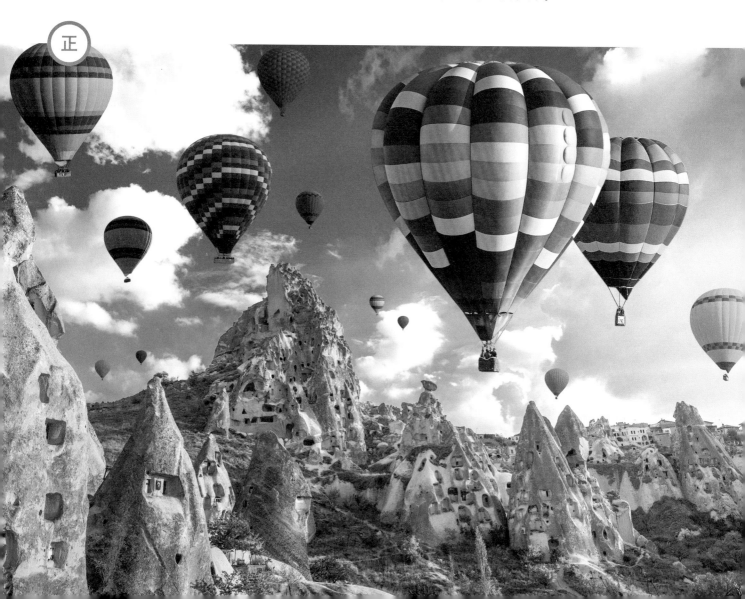

主なグルメ

- ☐ **ドネルケバブ**
- ☐ **ピデ**（トルコ風ピザ）
- ☐ **ドンドゥルマ**（アイスクリーム）

主な絶景スポット

- ☐ **アヤソフィア**
- ☐ **パムッカレ**
- ☐ **サフランボル市街**

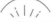

観光豆知識

フランス料理、中華料理と並び、世界三大料理のひとつに数えられているトルコ料理。肉や乳製品のほか、野菜をふんだんに使ったお惣菜が豊富なのも特徴です。

答えはP108

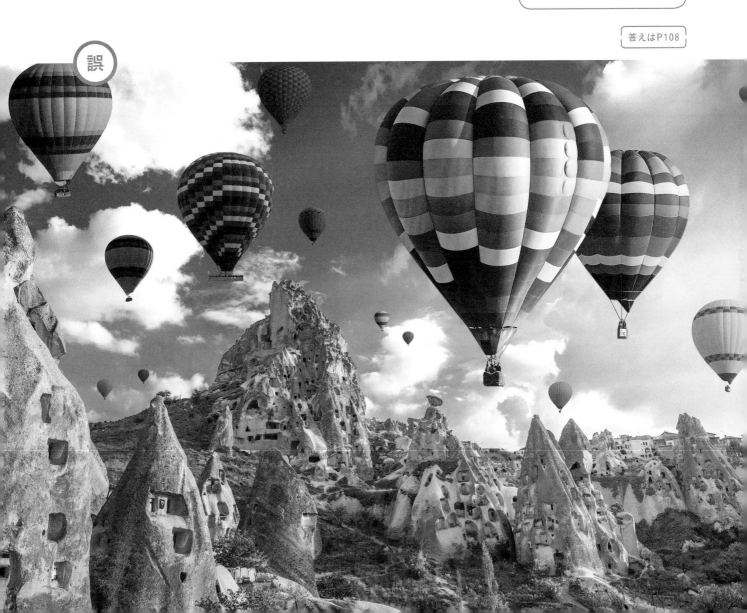

誤

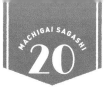

MACHIGAI SAGASHI 20

アラブ
首長国連邦

| UAE |

5つの まちがい を探しましょう

📍 パーム・ジュメイラ

ドバイの沖合いに造られた、ヤシの木のかたちをした人工島。幹にあたる部分から枝が16本延びていて、高級ホテルや別荘などが立ち並ぶ一大リゾートとなっています。

正

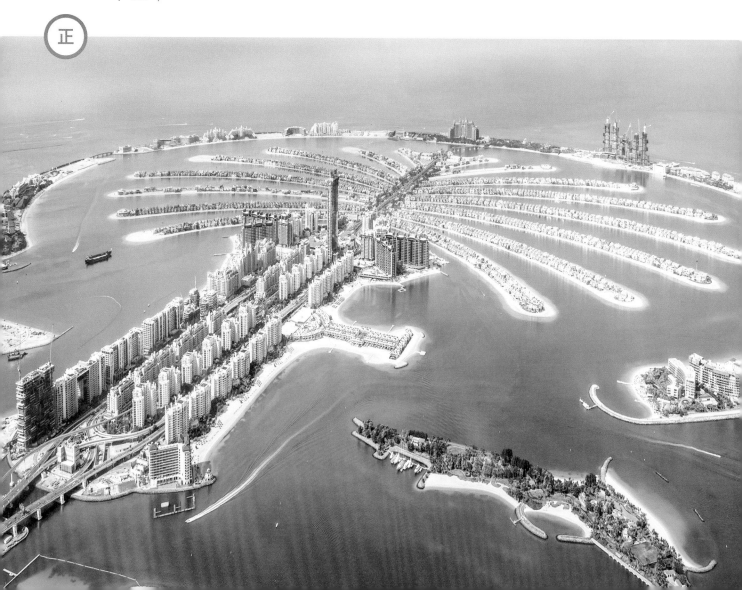

GOURMET

主なグルメ

- ☐ **フムス**（ひよこ豆のペースト）
- ☐ **ケバブ**
- ☐ **ファラフェル**
（ひよこ豆のコロッケ）

TOURIST SPOT

主な絶景スポット

- ☐ **バージュ・カリファ**
- ☐ **シェイク・ザイード・グランド・モスク**
- ☐ **ルーヴル・アブダビ**

観光 **豆知識**

アラブ首長国連邦最大の都市ドバイには、世界一高いところにあるレストランや、世界最大の水槽をもつ水族館など、スケールの大きい名所があふれています。

答えはP108

誤

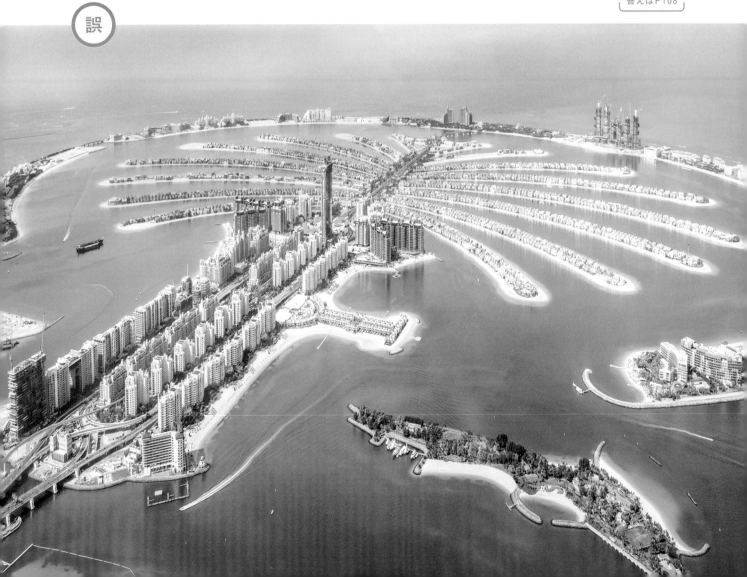

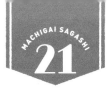

MACHIGAI SAGASHI
21

クウェート

| KUWAIT |

5つの まちがい を探しましょう

📍 クウェート・タワー

宇宙船のような形をした塔が並ぶクウェートのランドマーク。1番大きな塔は高さ187mで、海抜123mのところには30分で1回転する球形展望台も設置されています。

正

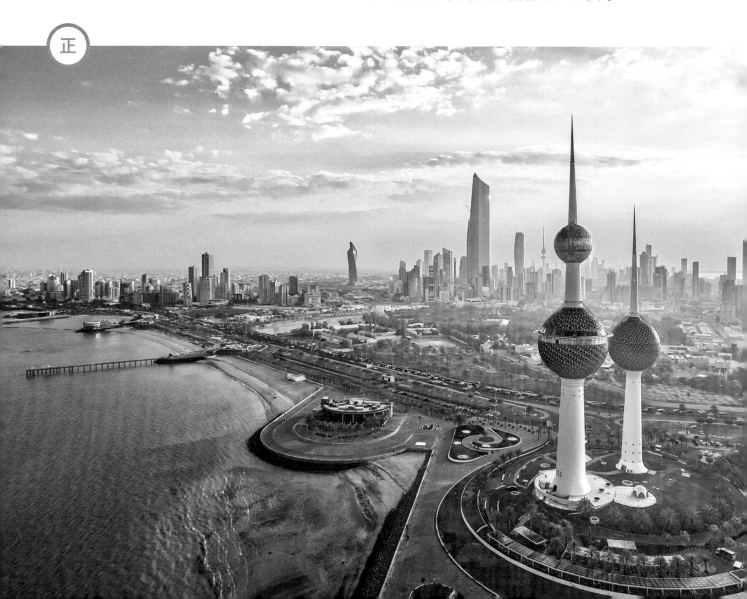

GOURMET

主なグルメ

☐ **マクブース**（中東風炊き込みご飯）

☐ **シャウルマ**（中東風サンドイッチ）

☐ **サンブーサク**（小型のパイ）

TOURIST SPOT

主な絶景スポット

☐ **クウェート国立博物館**

☐ **グランドモスク**

☐ **スーク**

観光 **豆知識**

1990年の湾岸戦争などで甚大な被害を受けたクウェートですが、現在はそれが信じられないほど、超高層ビルが立ち並ぶ近未来的な町並みが広がっています。

答えはP108

誤

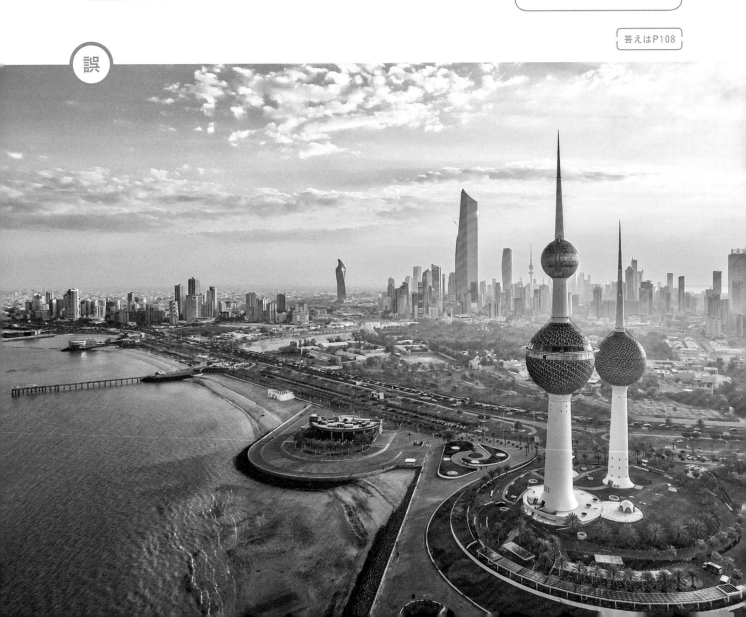

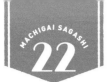

MACHIGAI SAGASHI
22

ヨルダン

| JORDAN |

5つの まちがい を探しましょう

📍 ペトラ遺跡

ヨルダンの砂漠地帯にある、岩をくり抜いて造られた壮大な遺跡。映画『インディ・ジョーンズ / 最後の聖戦』のロケ地として知られ、冒険家気分で散策できます。

正

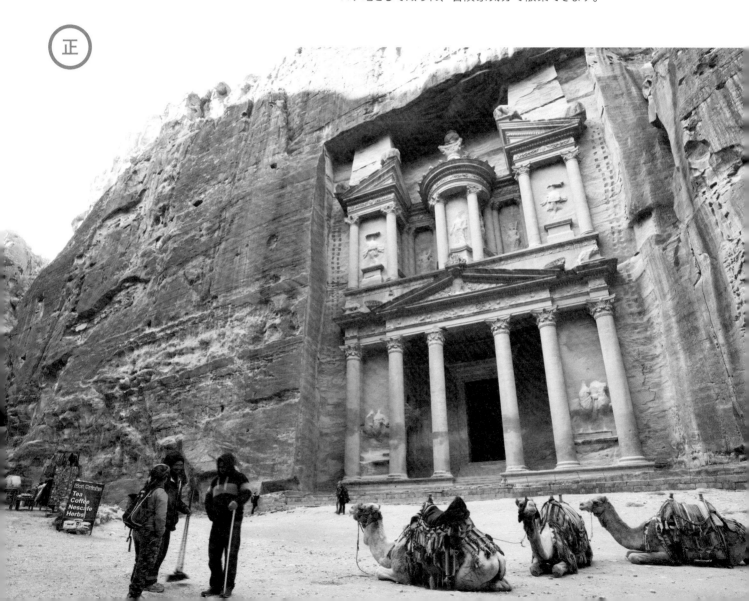

GOURMET

主なグルメ

☐ **ショルバトゥアダス**
（レンズ豆のスープ）

☐ **ケバブ**

☐ **ファラフェル**
（ひよこ豆のコロッケ）

TOURIST SPOT

主な絶景スポット

☐ **死海**

☐ **ローマ劇場**

☐ **ワディ・ラム**

観光 **豆知識**

海抜マイナス420mに位置する死海はヨルダン随一のスパリゾート。塩分濃度が約30％の水にラッコのようにぷかぷか浮かんだり、泥エステなどが楽しめます。

誤

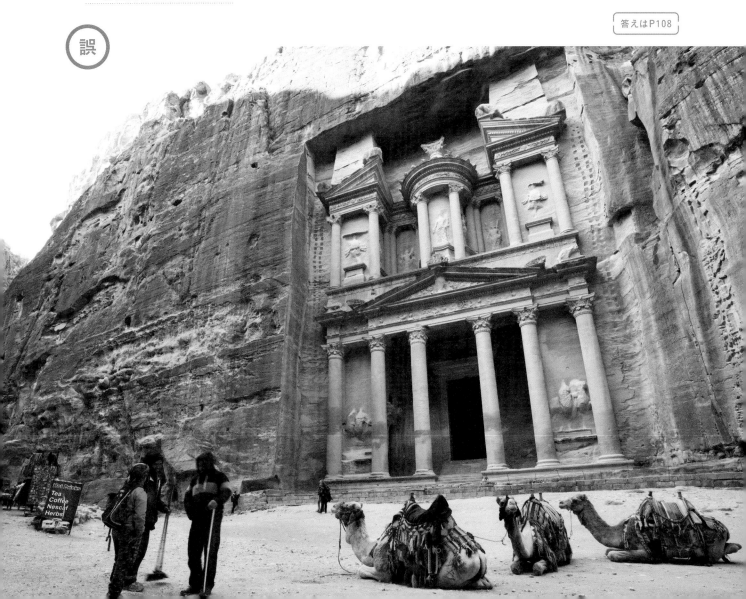

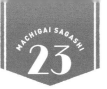

MACHIGAI SAGASHI
23

イエメン

| YEMEN |

5つの まちがい を探しましょう

📍 竜血樹 _{りゅうけつじゅ}

イエメンの沖合、インド洋上に浮かぶソトコラ島は、独自の進化をとげた動植物の宝庫。竜血樹は樹脂が真っ赤な色をしていることからその名がついた不思議な木です。

正

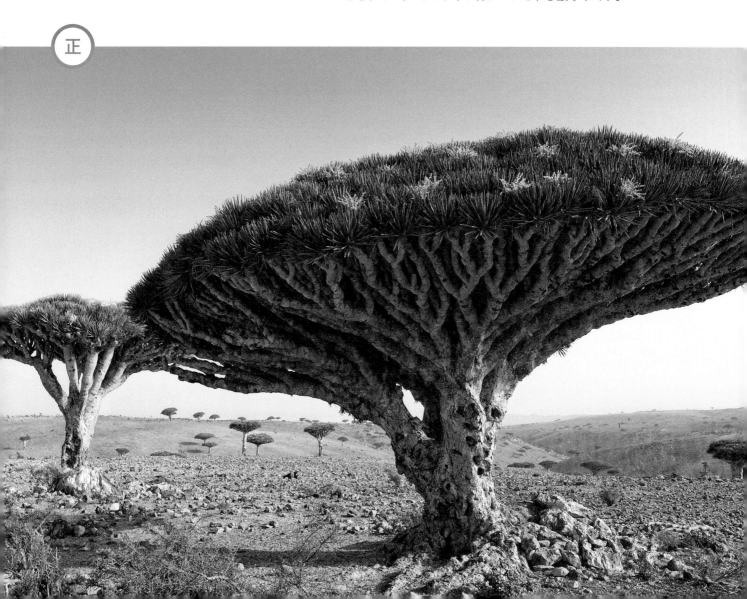

GOURMET

主なグルメ

- ☐ マンディー
  （チキンがのった炊き込みご飯）
- ☐ サルタ（肉や野菜のシチュー）
- ☐ ファフサ（ラム肉のシチュー）

TOURIST SPOT

主な絶景スポット

- ☐ サナア旧市街
- ☐ ロックパレス
- ☐ シバームの旧城壁都市

観光豆知識

コーヒー豆の産地として有名。おなじみの"モカコーヒー"は、イエメンでコーヒーを出荷していたモカ港に由来しているともいわれています。

答えはP108

誤

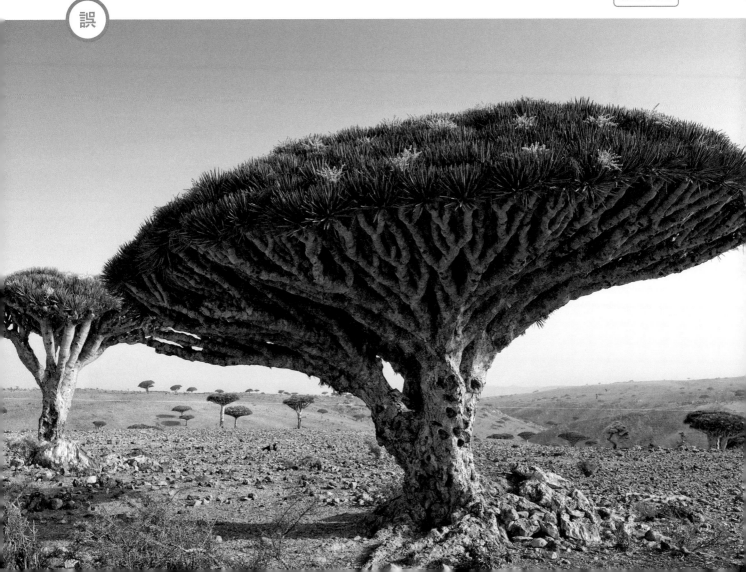

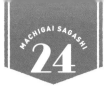

MACHIGAI SAGASHI

24

エジプト

| EGYPT |

5つの まちがい を探しましょう

◉ ギザのピラミッド

砂漠に忽然と現れるピラミッドは今から4500年以上も前に造られたもの。威厳に満ちあふれる姿でスフィンクスを従えています。

正

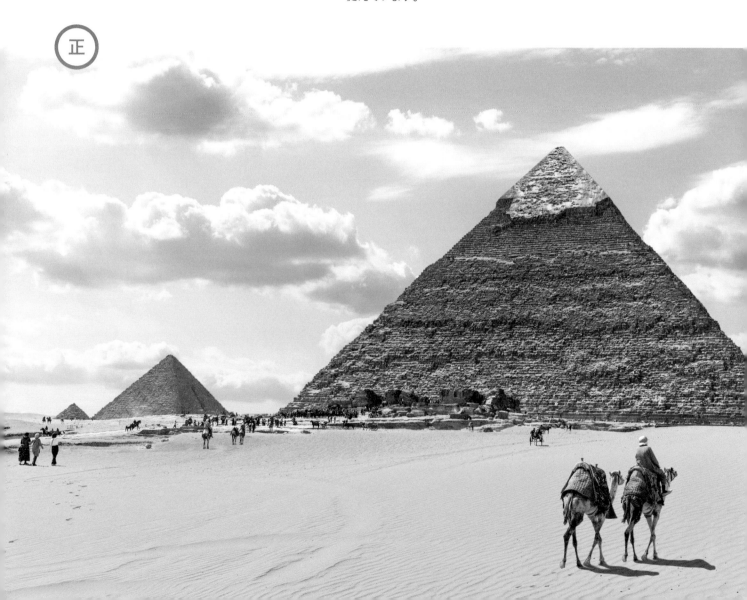

GOURMET

主なグルメ

- ☐ **フムス**（ひよこ豆のペースト）
- ☐ **コシャリ**（エジプト風混ぜご飯）
- ☐ **コフタ**（ミートボール）

TOURIST SPOT

主な絶景スポット

- ☐ **エジプト考古学博物館**
- ☐ **ルクソール神殿**
- ☐ **王家の谷**

観光**豆知識**

エジプトといえば、首都カイロ近郊にあるギザのピラミッドが有名。1番大きなものは、平均約2.5トンもの石が約230万個も積み上げられているといいます。

答えはP108

誤

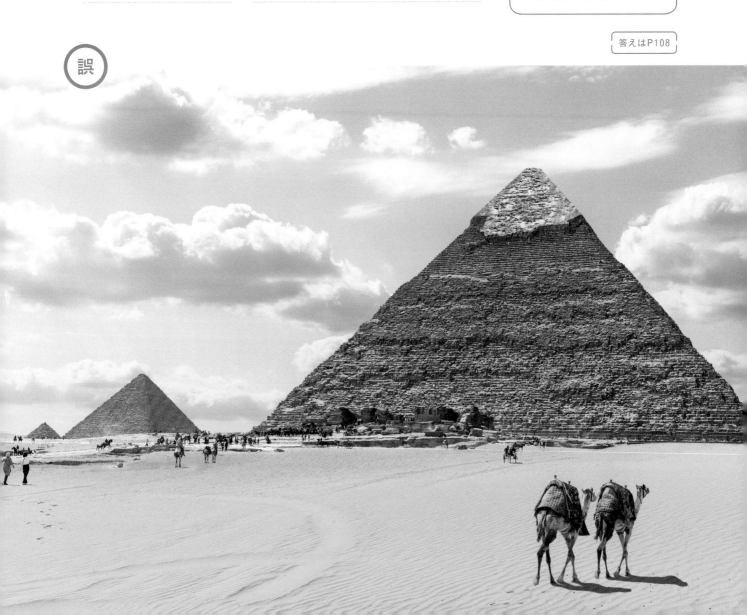

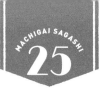

MACHIGAI SAGASHI
25

モロッコ

| MOROCCO |

5つの まちがい を探しましょう

📍 シャウエンのメディナ

モロッコ北部の山間にあり、建物の壁や道路、階段までもが青色に塗られているメディナ（旧市街）。まるで童話の世界に迷い込んだかのような風景が楽しめます。

正

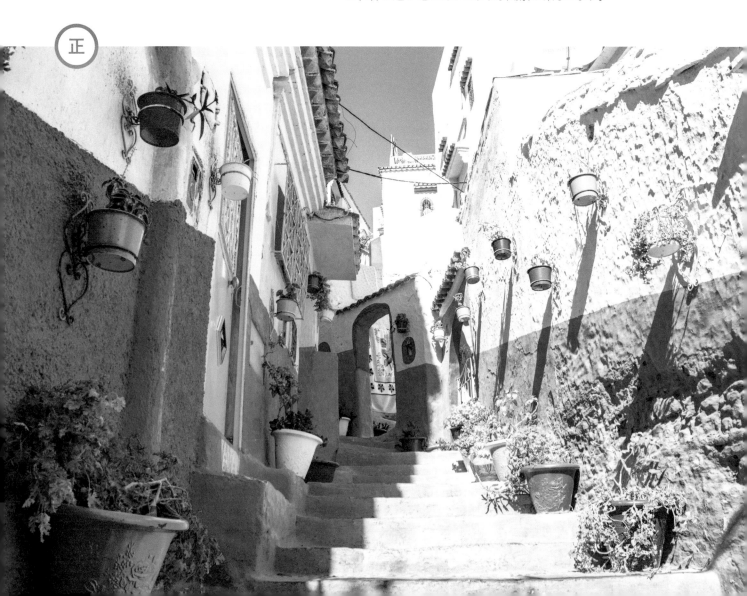

GOURMET

主なグルメ

- □ **タジン**（土鍋の煮込み料理）
- □ **クスクス**（粒状のパスタ）
- □ **ミントティー**

TOURIST SPOT

主な絶景スポット

- □ **マラケシュのメディナ**
- □ **フェズのメディナ**
- □ **古都メクネス**

観光豆知識

2018年にアフリカ初の高速鉄道が開通したモロッコ。これまで約5時間弱かかっていたカサブランカ〜タンジェの移動は約2時間強に短縮され、旅行しやすくなりました。

答えはP109

誤

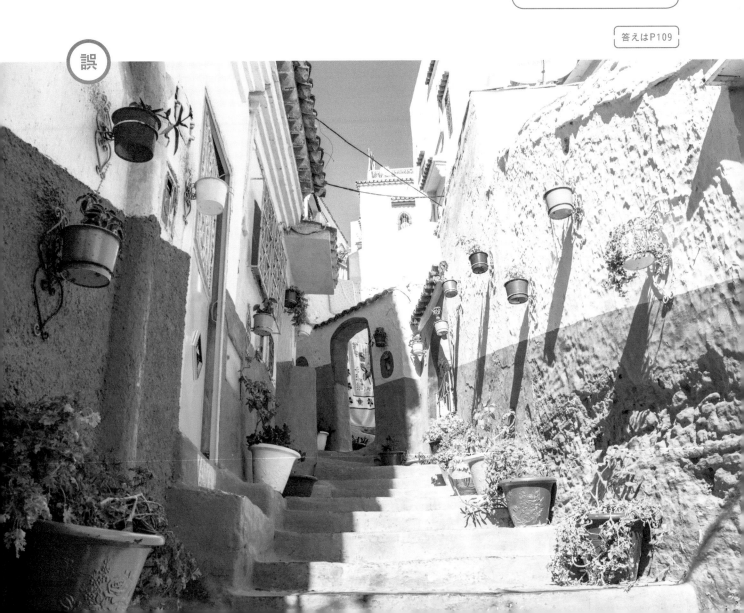

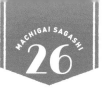

MACHIGAI SAGASHI
26

エチオピア

| ETHIOPIA |

5つの まちがい を探しましょう

📍 ダロル火山

エチオピア北部の大地溝帯に位置するダナキル砂漠内にあり、まるで別の惑星のように見える場所。硫黄や塩を含む温泉が地表に噴出してできた極彩色の大地が広がります。

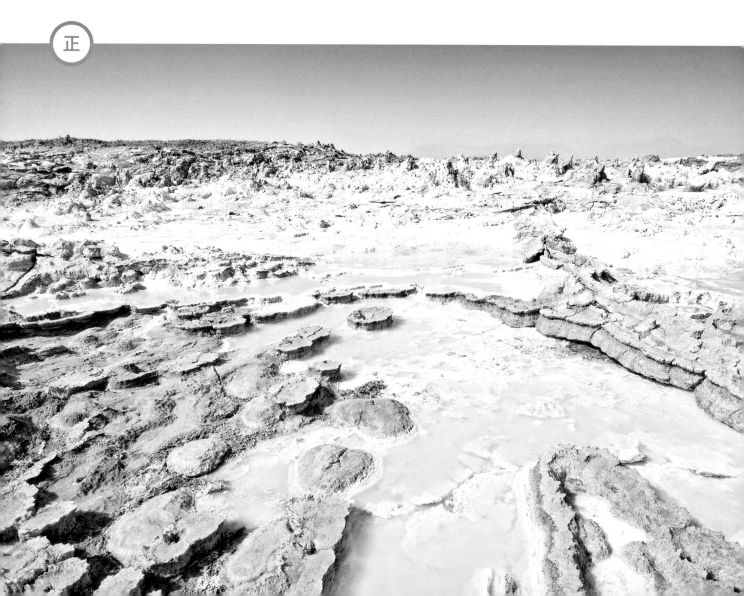

GOURMET

主なグルメ

- [ ] **インジェラ**
  （イネ科の穀物からできたクレープ）
- [ ] **ワット**（シチュー）
- [ ] **キトフォ**
  （生またはレア牛肉のマリネ）

TOURIST SPOT

主な絶景スポット

- [ ] **ラリベラの岩窟教会群**
- [ ] **古都アクスム**
- [ ] **ブルーナイル滝**

観光豆知識

コーヒー豆の栽培が盛んなエチオピア。なかでも標高が高いイルガチェフェ村で栽培されるコーヒー豆は、特に高品質なことで知られています。

答えはP109

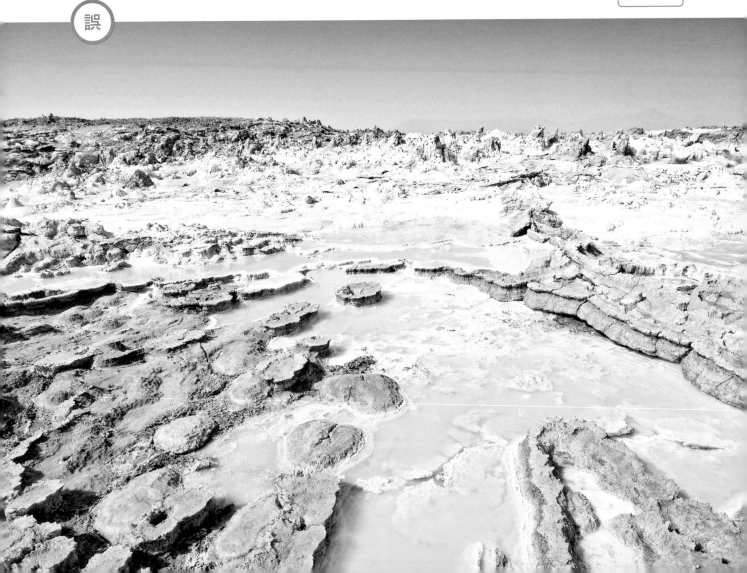

誤

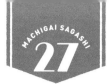

MACHIGAI SAGASHI
27

マダガスカル

| MADAGASCAR |

5つの まちがい を探しましょう

📍 バオバブの並木道

フランスの童話『星の王子さま』にも登場する不思議な巨木が密集しています。木々のシルエットの向こうにオレンジ色の夕陽が沈むサンセットは、とても神秘的です。

正

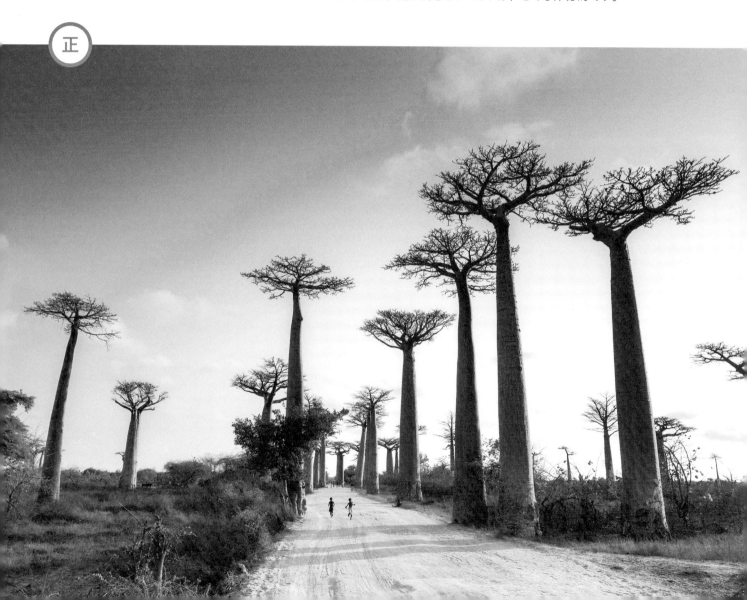

GOURMET

主なグルメ

- [ ] セブ牛の串焼き
- [ ] ラヴィトゥトゥ
（キャッサバの葉の煮込み）
- [ ] ムフ・アクンジュ（揚げバナナ）

TOURIST SPOT

主な絶景スポット

- [ ] ベレンティ保護区
- [ ] ツィンギ・デ・ベマラ国立公園
- [ ] アンタナナリボの町並み

観光 豆知識

固有の動物が数多く生息するマダガスカル。なかでも、まん丸の黄色い目に、シマシマの黒と白の長いしっぽがキュートなワオキツネザルが有名です。

答えはP109

誤

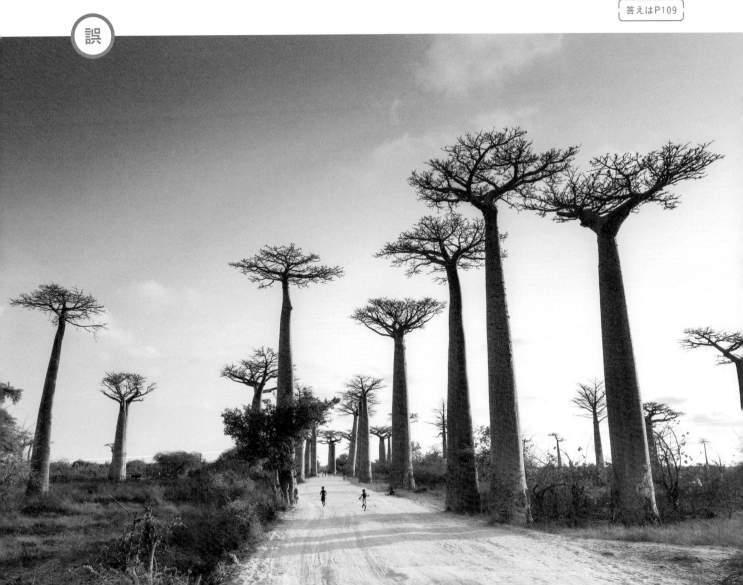

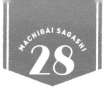

MACHIGAI SAGASHI
28

モーリシャス

| MAURITIUS |

5つの まちがい を探しましょう

📍 セブンカラードアース

モーリシャス南西部の高原に広がる"七色の大地"とよばれる絶景スポットです。光の加減によって、大地が赤、黄色、緑、紫と虹のようなグラデーションに染まります。

正

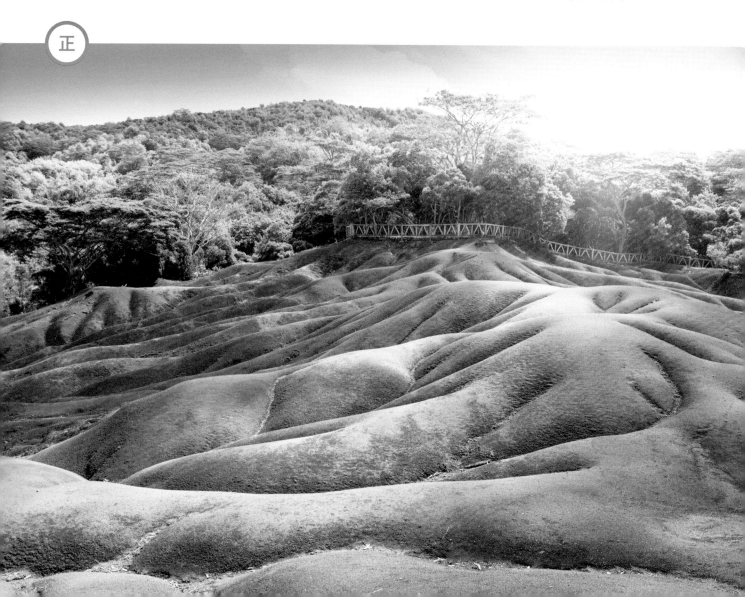

GOURMET

主なグルメ

- [ ] **カレー**
- [ ] **ダーボーギー**
  （クレープで巻いたカレー）
- [ ] **ラスマライ**
  （甘いミルク漬けのスポンジケーキ）

TOURIST SPOT

主な絶景スポット

- [ ] **海中の滝**
- [ ] **ル・モーン山**
- [ ] **フリッカンフラックのビーチ**

観光豆知識

アフリカ大陸南東部のインド洋に浮かぶ島モーリシャスは、美しい砂浜と海が広がる高級ビーチリゾート。ハネムーナーにも人気があります。

答えはP109

誤

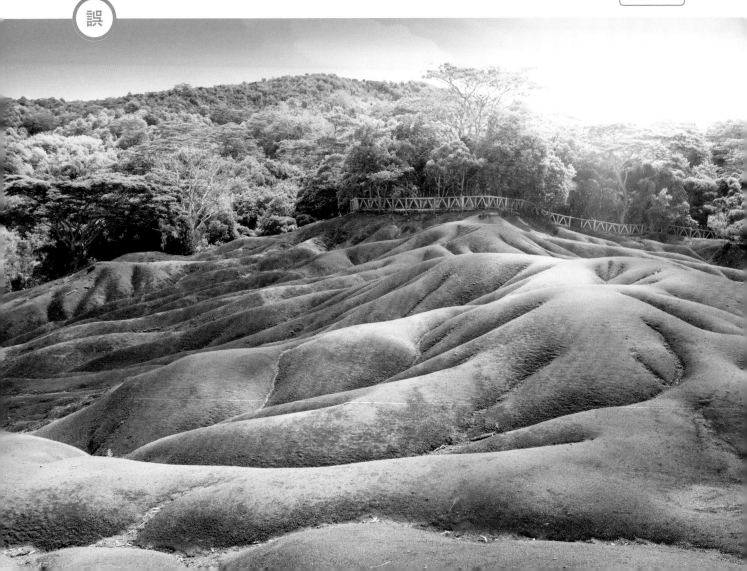

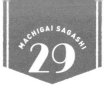

MACHIGAI SAGASHI
29

中国

| CHINA |

5つの まちがい を探しましょう

◉ 武陵源

映画『アバター』のモデルになった場所として知られています。高さ200mを超える奇岩が3000以上もそそり立ち、雲海に浮かび上がる景色はファンタジーの世界のようです。

正

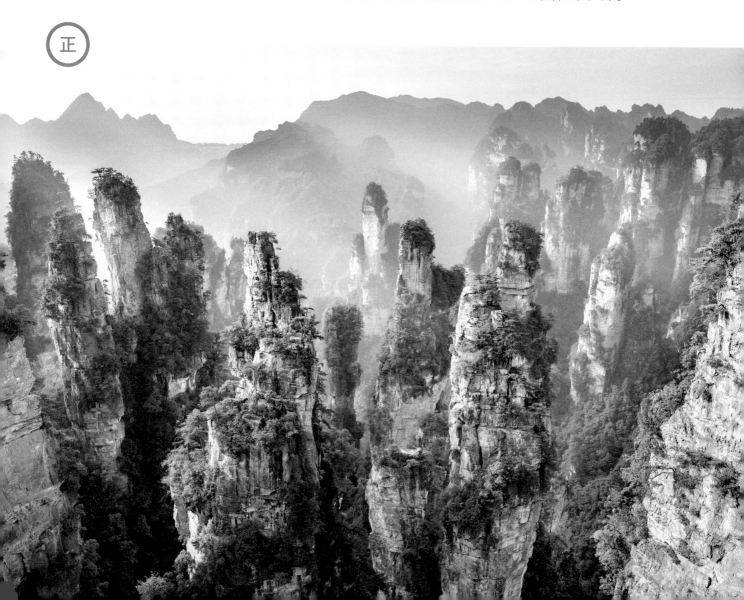

GOURMET

主なグルメ

- ☐ 北京ダック
- ☐ 麻婆豆腐
- ☐ 飲茶

TOURIST SPOT

主な絶景スポット

- ☐ 万里の長城
- ☐ 九寨溝
- ☐ 四川省のジャイアントパンダ保護区

観光 **豆知識**

中国の世界遺産の登録数は、イタリアと並び世界一。万里の長城などの文化遺産から、武陵源などの自然遺産まで、どれも壮大なスケールです。

答えはP109

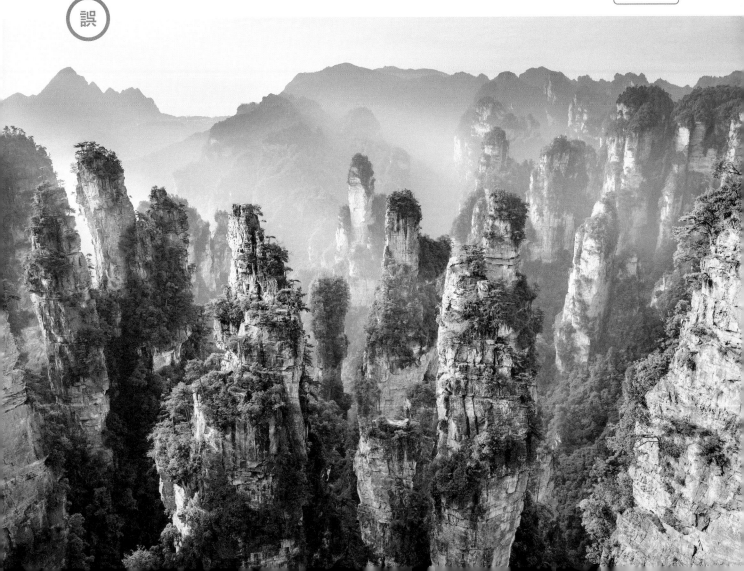

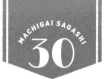

MACHIGAI SAGASHI
30

インド

| INDIA |

5つの まちがい を探しましょう

● タージ・マハル

ムガール帝国5代皇帝シャー・ジャハーンが、愛する妻のために22年もの歳月をかけて建てた霊廟。神聖な雰囲気に満たされた白亜の建物は息をのむ美しさです。

正

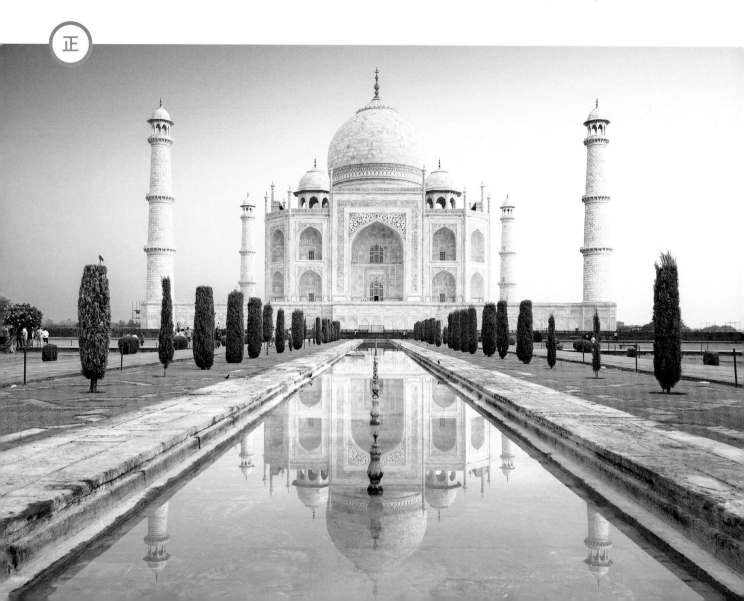

主なグルメ

- ☐ カレー
- ☐ タンドリーチキン
- ☐ ビリヤニ（インド風炊き込みご飯）

主な絶景スポット

- ☐ ガンジス川
- ☐ エローラ石窟群
- ☐ アンベール城

観光豆知識

インドの代表的な乗り物といえば、電動または自転車の三輪タクシー"リクシャー"。第2次世界大戦前に日本から輸入した"人力車"が語源です。

答えはP109

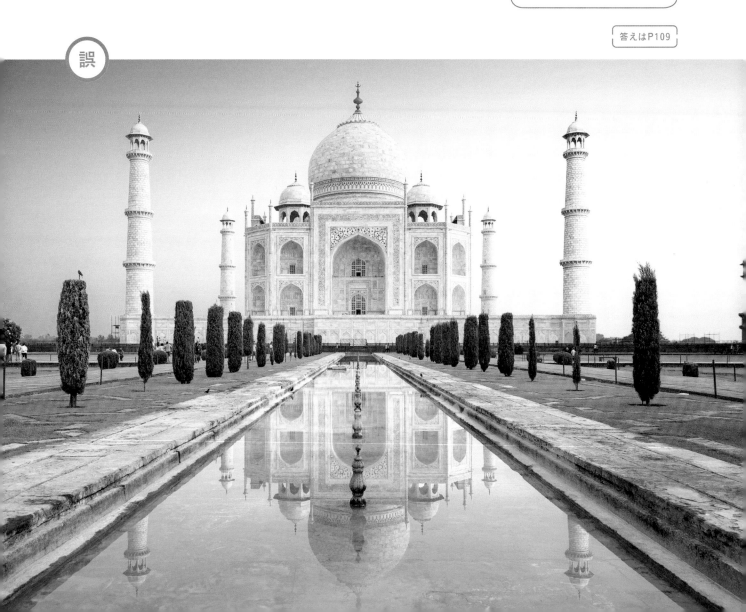

MACHIGAI SAGASHI
31

韓国

| KOREA |

5つの まちがい を探しましょう

📍 甘川文化村

1950年代に朝鮮戦争の避難民らによって作られた集落が、2009年に再生され現在の町並みに。カラフルな家々が山の斜面にびっしりと連なる景観がかわいいと評判です。

正

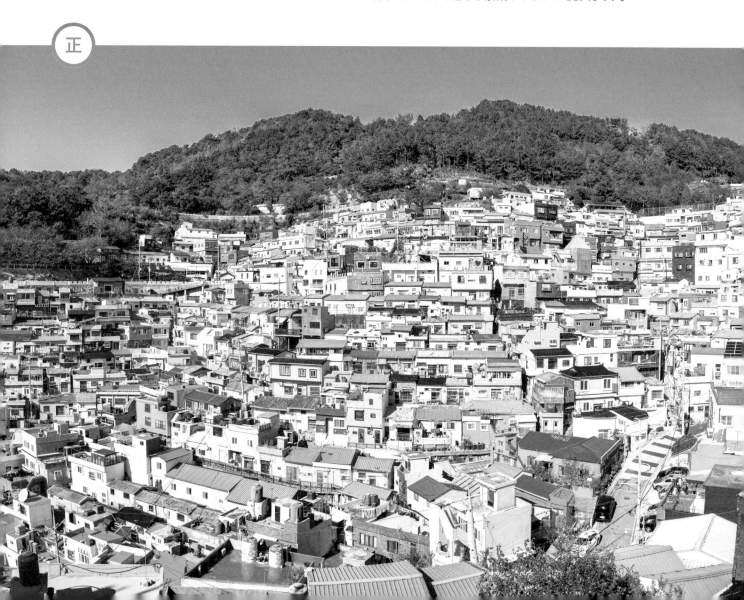

GOURMET

主なグルメ

- ☐ サムギョプサル
- ☐ キムチチゲ
- ☐ ビビンバ

TOURIST SPOT

主な絶景スポット

- ☐ 景福宮
- ☐ ピョルマダン図書館
- ☐ 水原華城

観光豆知識

首都ソウルでは、日本でも一大ブームを巻き起こした韓流ドラマ『愛の不時着』や『梨泰院クラス』をはじめ、数々のドラマのロケ地巡りも楽しめます。

答えはP109

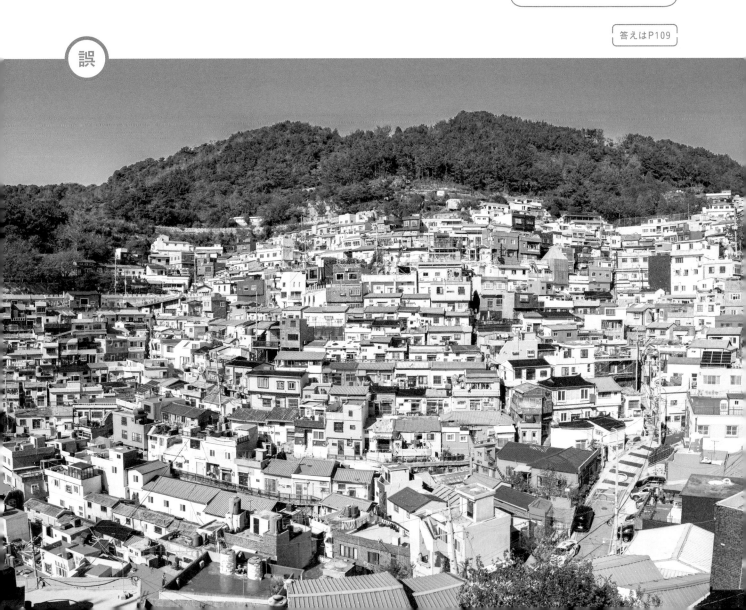

誤

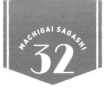

MACHIGAI SAGASHI
32

タイ

| THAILAND |

5つの まちがい を探しましょう

📍 ワット・アルン

三島由紀夫の小説『暁の寺』に登場することで有名な寺院。日没とともにライトアップされ、夕暮れどきの空に照らし出される姿がエキゾチックです。

正

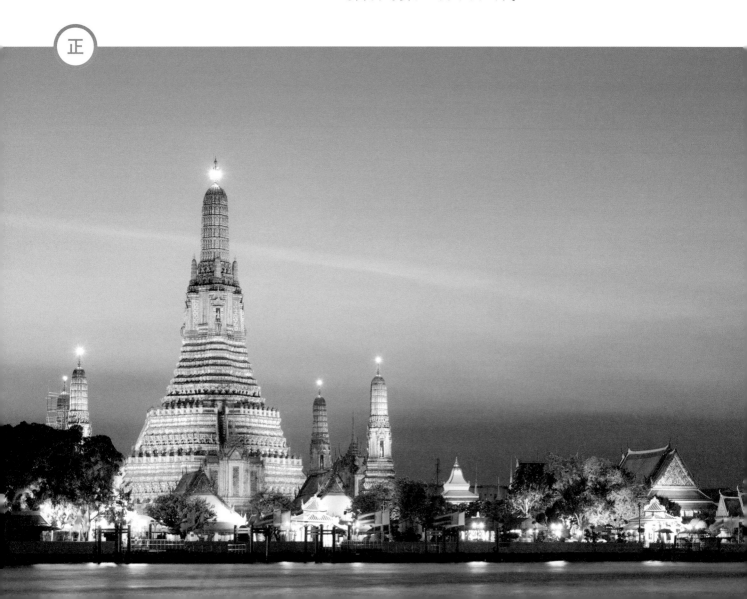

GOURMET
主なグルメ

☐ トムヤムクン

☐ パッタイ

☐ マンゴー

TOURIST SPOT
主な絶景スポット

☐ ワット・プラケオ

☐ アユタヤ遺跡

☐ チェンマイ旧市街

観光豆知識

水かけ祭りの「ソンクラーン」や、約200頭以上のゾウが集結する「スリン象祭り」など、ユニークな祭りを目当てに訪れる観光客もたくさんいます。

答えはP109

誤

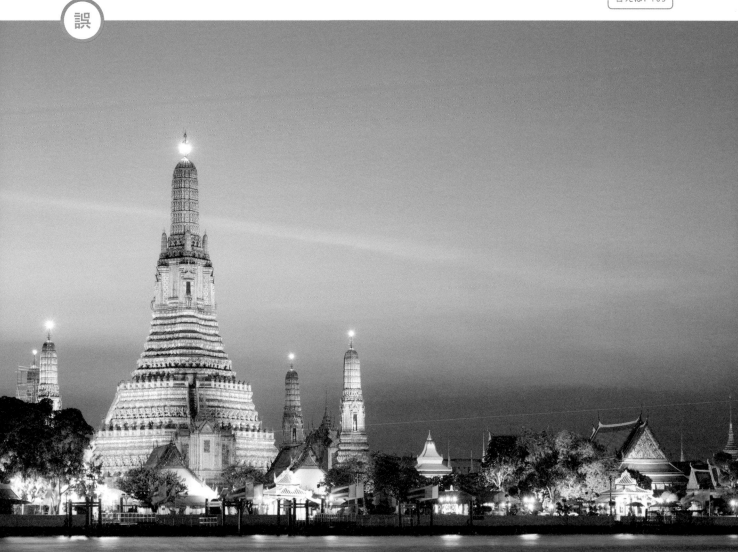

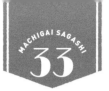

MACHIGAI SAGASHI
33

ベトナム

| VIETNAM |

5つの まちがい を探しましょう

📍 **ムーカンチャイの棚田**

ベトナム北部にある少数民族の村ムーカンチャイでは、山の斜面に沿って美しい棚田が広がります。青々とした緑と黄金色の稲穂が見られるのは稲刈り間近のころです。

正

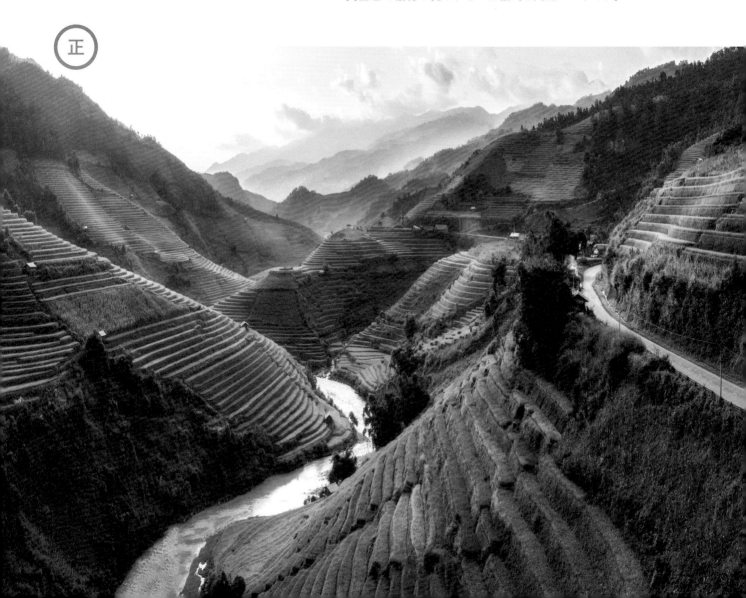

答えはP110

GOURMET

主なグルメ

- ☐ 生春巻き
- ☐ フォー
- ☐ バインミー

TOURIST SPOT

主な絶景スポット

- ☐ ハロン湾
- ☐ 古都ホイアン
- ☐ ダナン大聖堂

観光 **豆知識**

かつてフランスの植民地だったベトナム。国内最大の商業都市ホーチミンは"東洋のパリ"ともよばれ、コロニアルな街並みにおしゃれなカフェもたくさんあります。

誤

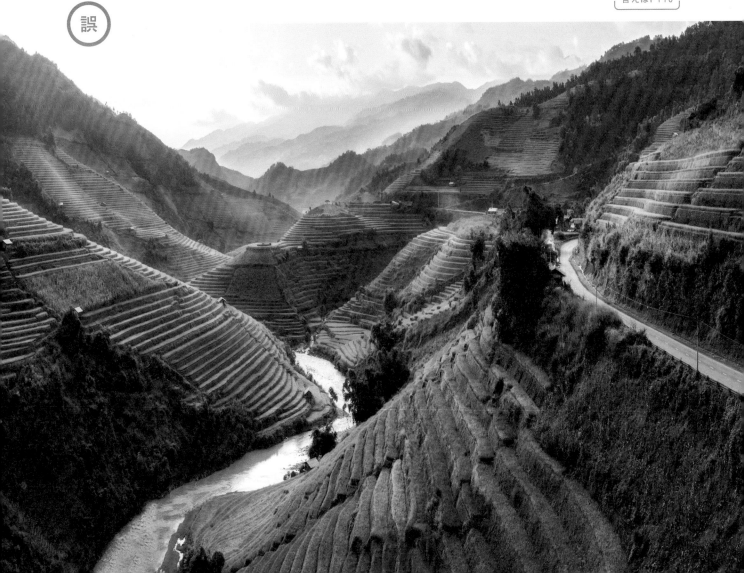

MACHIGAI SAGASHI
34

シンガポール

| SINGAPORE |

5つの まちがい を探しましょう

📍 マリーナベイ・サンズ

3棟の高層タワーの上に客船が乗ったかのようなデザインのホテルを含む複合施設。豪快に水を噴き出すマーライオン像のある広場から、そのデザインを一望できます。

正

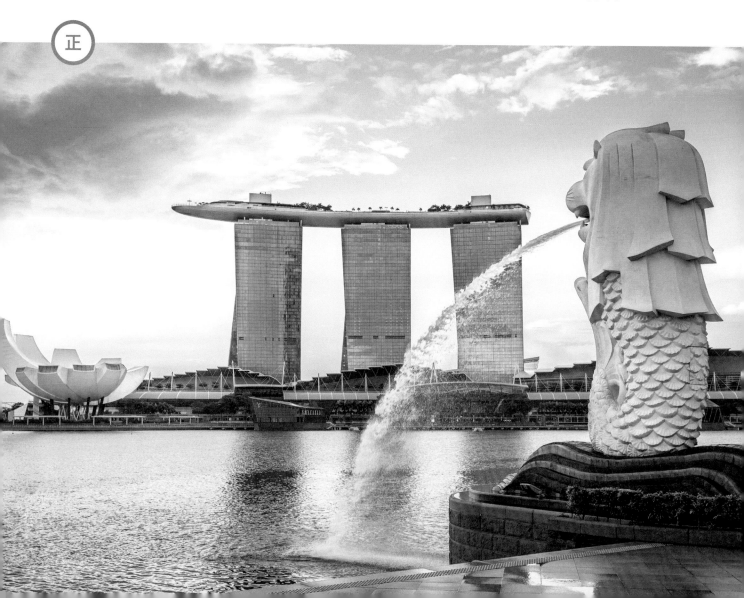

GOURMET

主なグルメ

☐ **海南鶏飯**

☐ **肉骨茶**

☐ **チリクラブ**
（カニのチリソース炒め）

TOURIST SPOT

主な絶景スポット

☐ **ガーデンズ・バイ・ザ・ベイ**

☐ **シンガポール植物園**

☐ **カトン地区**

観光 **豆知識**

"世界一清潔な国"ともいわれる
シンガポールには、街をきれいに
するための法律があります。観光
客でもゴミをポイ捨てすると罰金
がとられます。

答えはP110

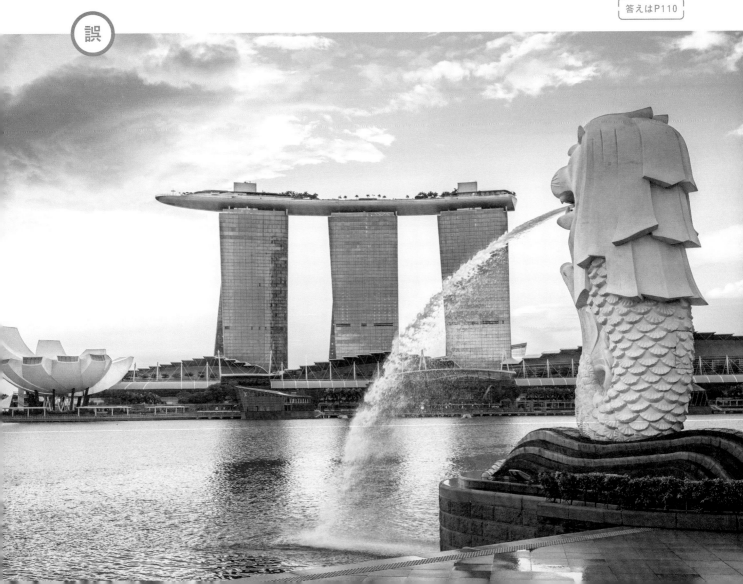

誤

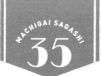

マレーシア

| MALAYSIA |

5つの まちがい を探しましょう

📍 クリスタルモスク

南シナ海に面した小さな港町に、2008年に完成した比較的新しいモスク。日中は太陽の光をキラキラと反射し、夜は色とりどりにライトアップされ、宝石のように輝きます。

正

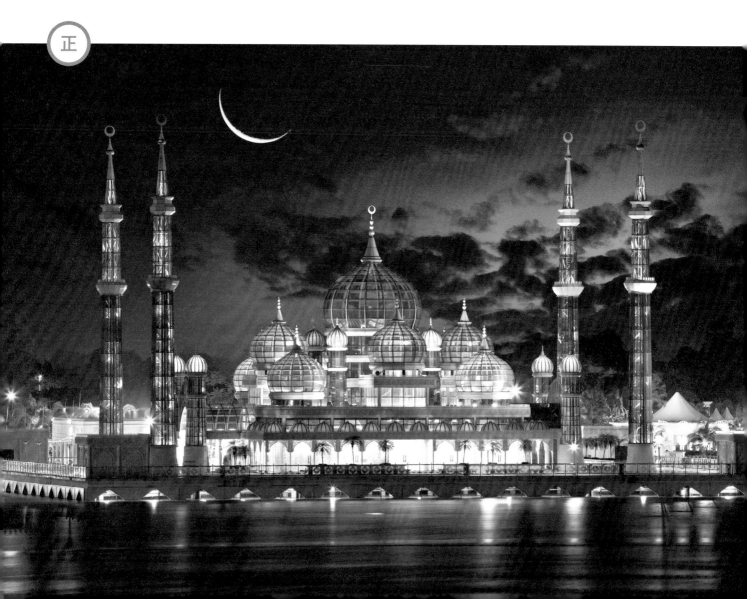

GOURMET

主なグルメ

- [ ] ラクサ（ココナッツカレー麺）
- [ ] サテ（マレー風串焼き）
- [ ] ナシゴレン

TOURIST SPOT

主な絶景スポット

- [ ] ペトロナスツインタワー
- [ ] 古都マラッカ
- [ ] キナバル自然公園

観光豆知識

一年中ホタルが見れるマレーシアでは、ホタル観賞ツアーも人気です。マングローブが生い茂る川をクルーズしながら眺めるホタルの光は幻想的です。

答えはP110

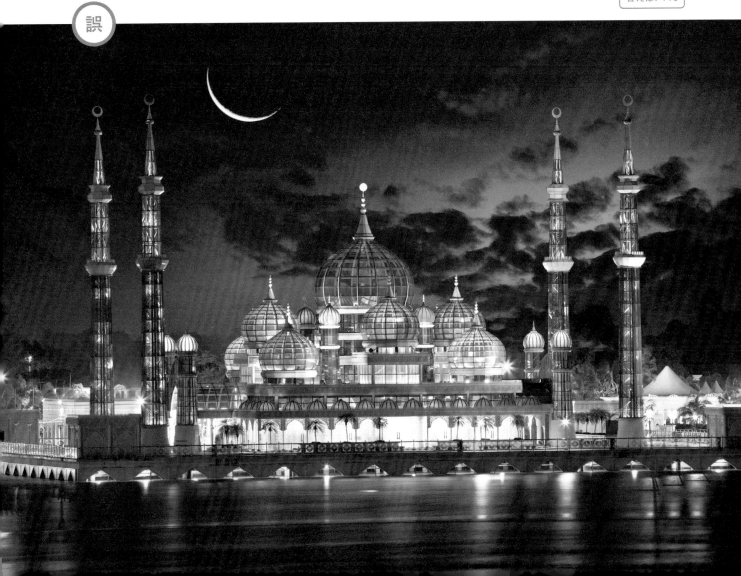

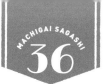

MACHIGAI SAGASHI
36

ミャンマー
| MYANMAR |

5つの まちがい を探しましょう

📍 バガン

ミャンマー中部に位置する仏教の聖地。広大な原野には
無数の仏塔や寺院が林立し、朝日に輝く景色は心が洗わ
れるようです。気球に乗って上空から眺めることもできます。

正

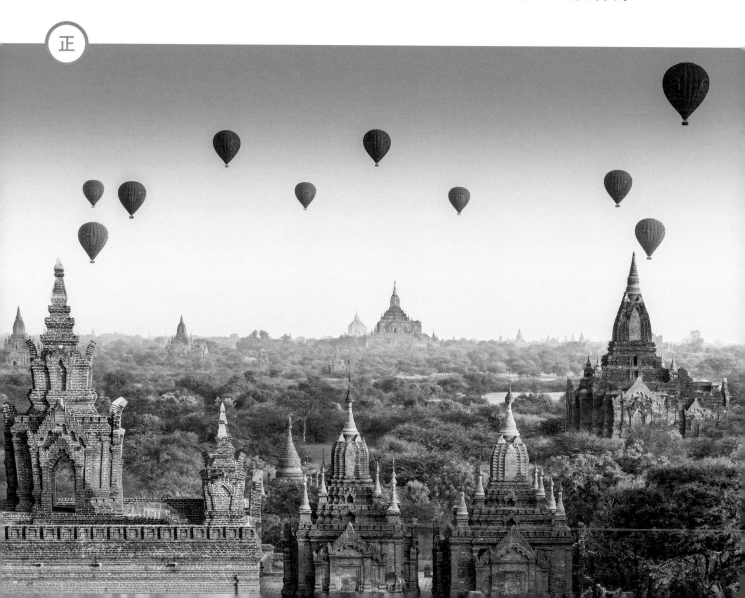

GOURMET

主なグルメ

- [ ] ヒン（ミャンマー風カレー）
- [ ] モヒンガー（魚だしのスープ麺）
- [ ] シャンカオスエ
  （シャン地方のご当地麺）

TOURIST SPOT

主な絶景スポット

- [ ] シュエダゴン・パゴダ
- [ ] ゴールデンロック
- [ ] インレー湖

観光**豆知識**

ミャンマー出身の有名人といえ
ば、非暴力による民主化運動の
指導者アウンサンスーチー氏。観
光地では、同氏の顔をあしらった
グッズが多数販売をされています。

答えはP110

誤

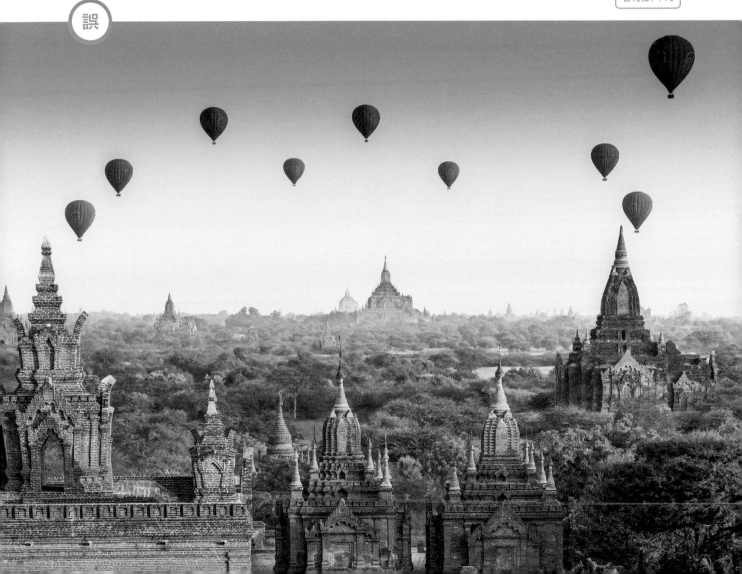

MACHIGAI SAGASHI
37

カンボジア

| CAMBODIA |

5つの まちがい を探しましょう

📍 アンコールワット

12世紀初頭、カンボジア王朝の象徴としてスールヤヴァルマン二世によって建てられた巨大寺院。繊細な彫刻が大伽藍を彩り、クメール建築の最高傑作といわれています。

正

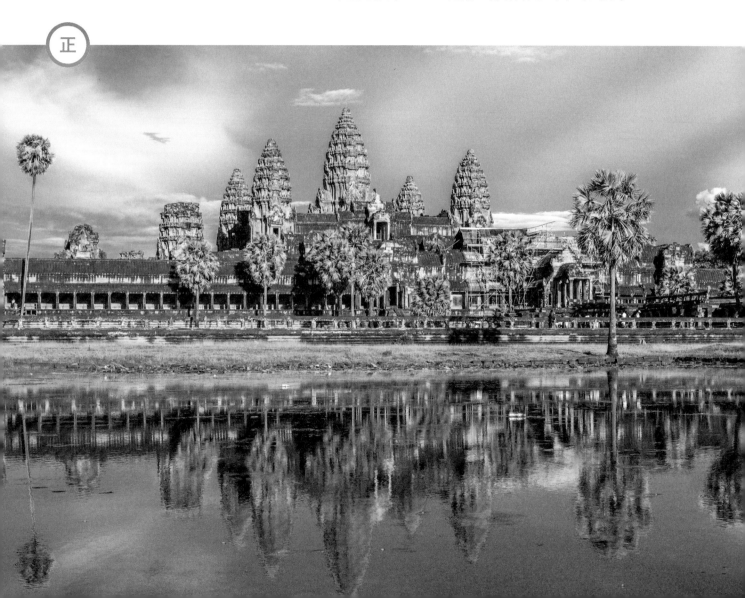

主なグルメ

- [ ] **クイティウ**
  （ライスヌードルの汁麺）
- [ ] **ソムローカリー**
  （ココナッツミルクカレー）
- [ ] **カボチャプリン**

主な絶景スポット

- [ ] **バイヨン**
- [ ] **タ・プローム**
- [ ] **ベン・メリア**

観光豆知識

カンボジアの特産品といえば、粒が大きくまろやかな風味が特徴のブラックペッパーが有名。料理好きな人へのおみやげとして人気があります。

答えはP110

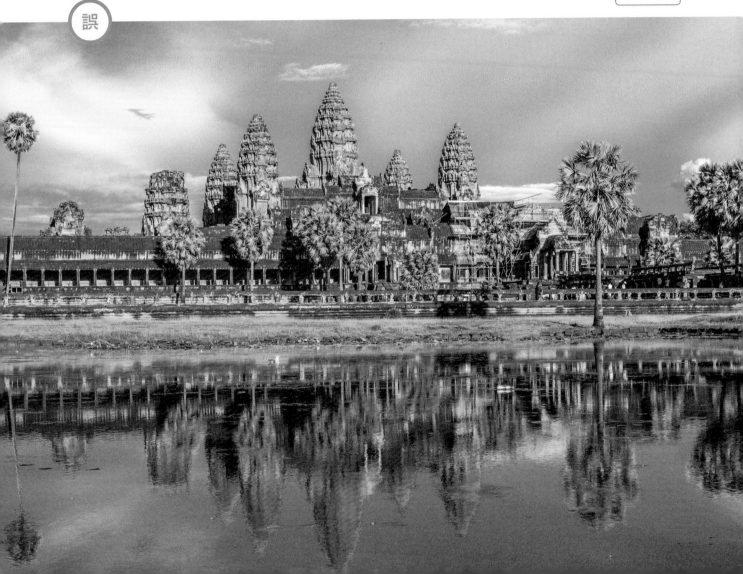

誤

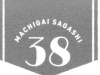

ブータン

| BHUTAN |

5つの まちがい を探しましょう

📍 タクツァン僧院

標高約3000mを超える断崖絶壁にはりつくように建てられたチベット仏教の寺院。ブータンに仏教を広めたパドマサンバヴァが虎に乗って舞い降りた場所と伝わる聖地です。

正

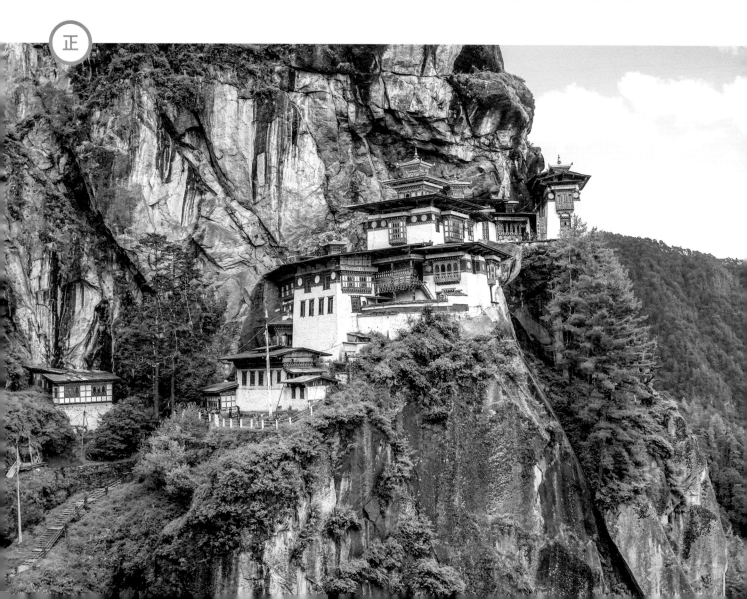

GOURMET

主なグルメ

- ☐ **エマダツィ**
  (トウガラシのチーズ煮込み)

- ☐ **ジャシャマル**
  (鶏肉、トマト、トウガラシの炒め煮)

- ☐ **モモ**(ブータン式蒸し餃子)

TOURIST SPOT

主な絶景スポット

- ☐ **タシチョ・ゾン**

- ☐ **ドゥゲ・ゾン**

- ☐ **プナカ・ゾン**

※ゾンとは城塞建築のこと

観光**豆知識**

自然環境保全を重視するブータンは、国土の約72%が森林に覆われています。手つかずの自然が多く残り、絶滅危惧種を含む貴重な動植物の宝庫となっています。

答えはP110

誤

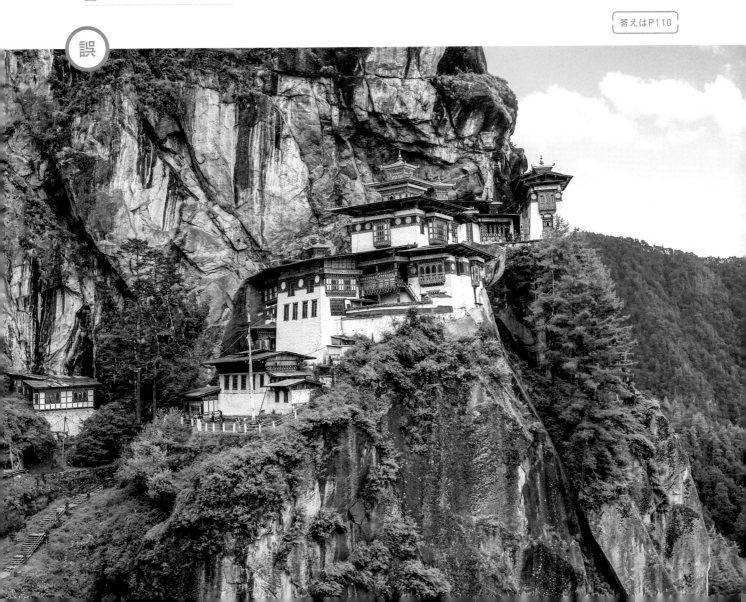

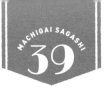

MACHIGAI SAGASHI
39

オーストラリア

| AUSTRALIA |

5つの まちがい を探しましょう

📍 **ホワイトヘブンビーチ**

世界最大のサンゴ礁グレートバリアリーフ内に位置する約7kmのビーチ。青い海と純白の砂浜が描き出すマーブル模様が美しく、天国にいるかのような絶景が広がります。

正

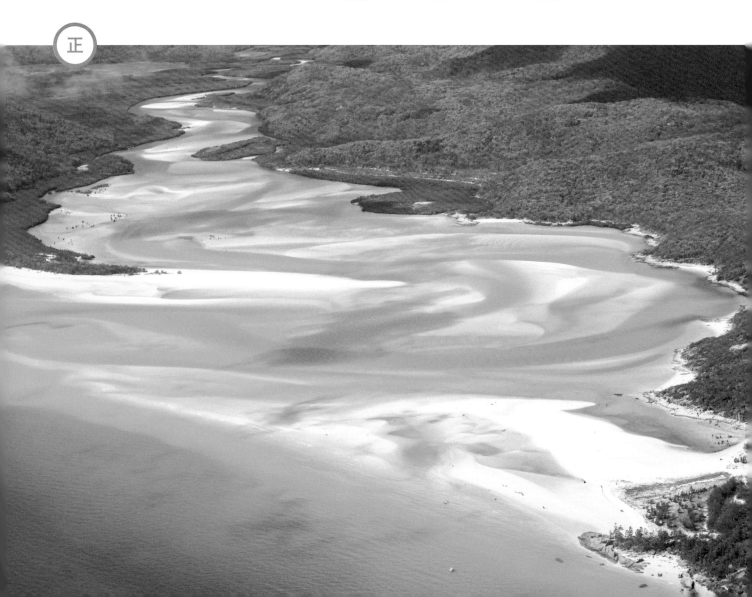

GOURMET

主なグルメ

- ☐ カンガルー肉
- ☐ ミートパイ
- ☐ ラミントン（ココナッツを まぶしたチョコレート菓子）

TOURIST SPOT

主な絶景スポット

- ☐ グレートバリアリーフ
- ☐ エアーズロック
- ☐ シドニーオペラハウス

観光 **豆知識**

日本の約20倍もの国土をもつ オーストラリアには、カンガルー、 コアラ、ウォンバット、タスマニア ンデビルなど、かわいい動物がた くさんいます。

答えはP110

誤

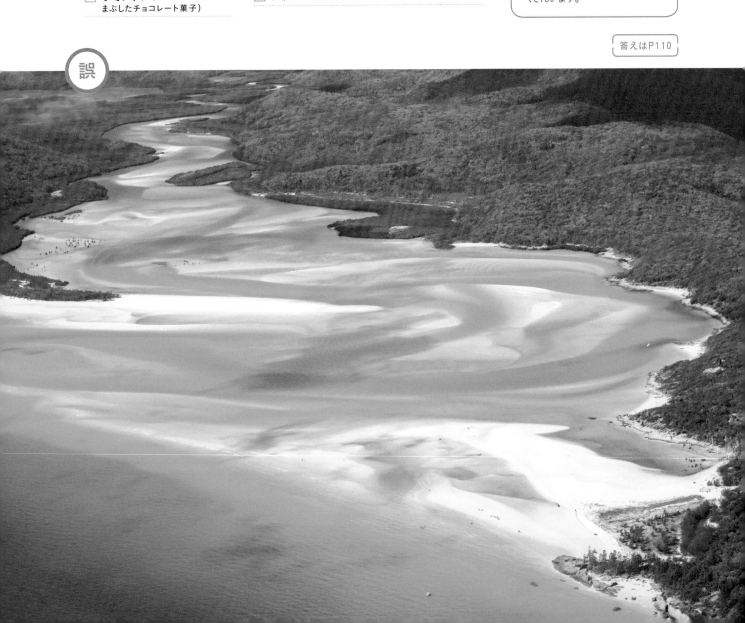

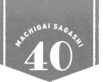

MACHIGAI SAGASHI

40

ニュージーランド

| NEW ZEALAND |

5つの まちがい を探しましょう

📍 テカポ湖

遠くにサザンアルプスの山々を見渡す、ミルキーブルーの水をたたえた湖。湖畔には石造りの教会が佇み、春になると紫やピンク色をしたルピナスの花々に囲まれます。

正

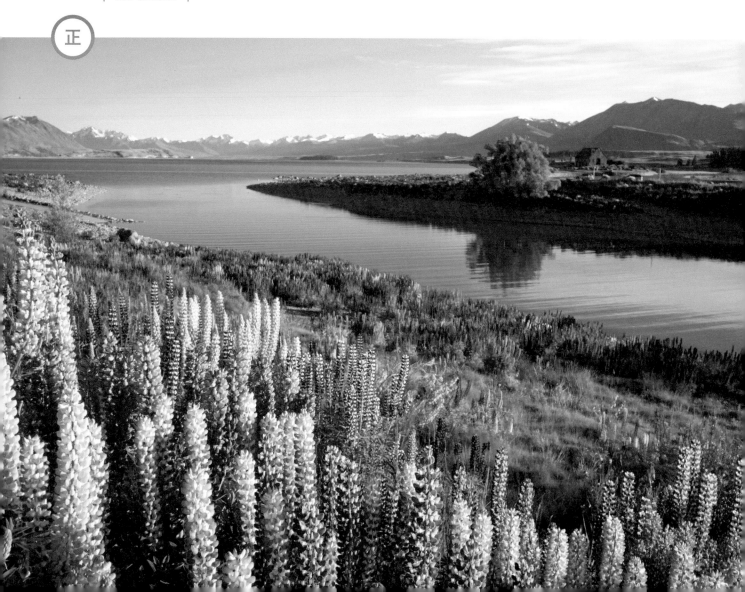

GOURMET

TOURIST SPOT

主なグルメ

- ☐ ラム肉
- ☐ グリーンシェルマッセル（ムール貝）
- ☐ キウイフルーツ

主な絶景スポット

- ☐ アオラキ／マウント・クック国立公園
- ☐ ミルフォード・サウンド
- ☐ ホビット村

観光豆知識

羊毛産業が盛んなニュージーランドでは、ヒツジの数が人口よりも多いことで有名です。都心を少し離れると、いたるところでヒツジが見られます。

答えはP110

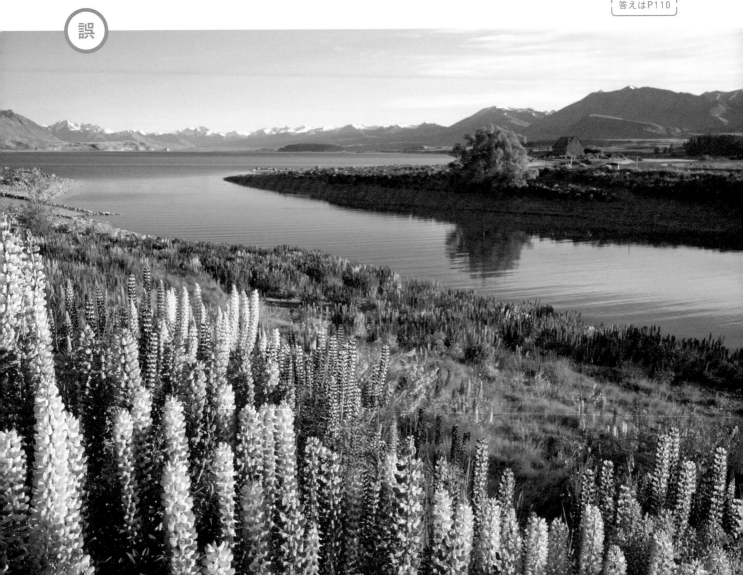

誤

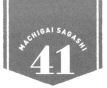

MACHIGAI SAGASHI
41

パラオ

| PALAU |

5つの まちがい を探しましょう

⦿ セブンティアイランド

古代のサンゴ礁が隆起してできたモコモコとした島々と、紺碧の海が織りなす絶景です。数百の島々からなるロックアイランドのなかでも、最も美しい場所といわれています。

正

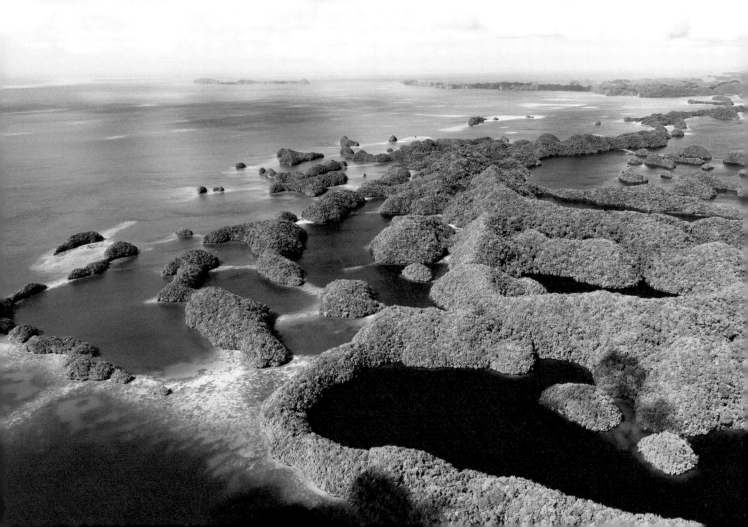

GOURMET

主なグルメ

- ☐ マングローブガニ
- ☐ シャコガイ
- ☐ コウモリのスープ

TOURIST SPOT

主な絶景スポット

- ☐ ミルキーウェイ
- ☐ ロングビーチ
- ☐ ジェリーフィッシュレイク

観光豆知識

かつて日本の統治下にあったため、パラオ語には日本語からのユニークな借用語が多数あります。「Tskarenaos」(疲れ治す)は「ビールを飲む」という意味です。

答えはP111

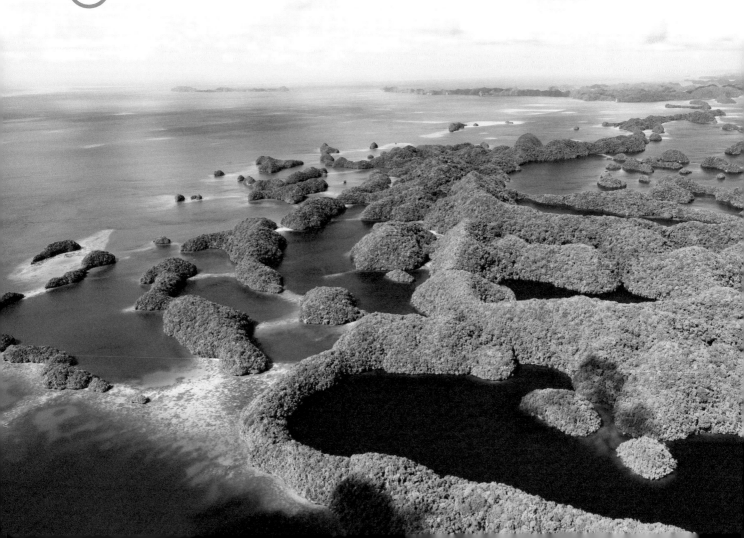

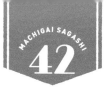

MACHIGAI SAGASHI

42

アメリカ合衆国

| USA |

5つの まちがい を探しましょう

📍 イエローストーン国立公園

3つの州にまたがる総面積約8980km²の広大な国立公園。地下にマグマがあることから、ダイナミックな間欠泉や、虹色の温泉（写真）など、地球の神秘が見られます。

正

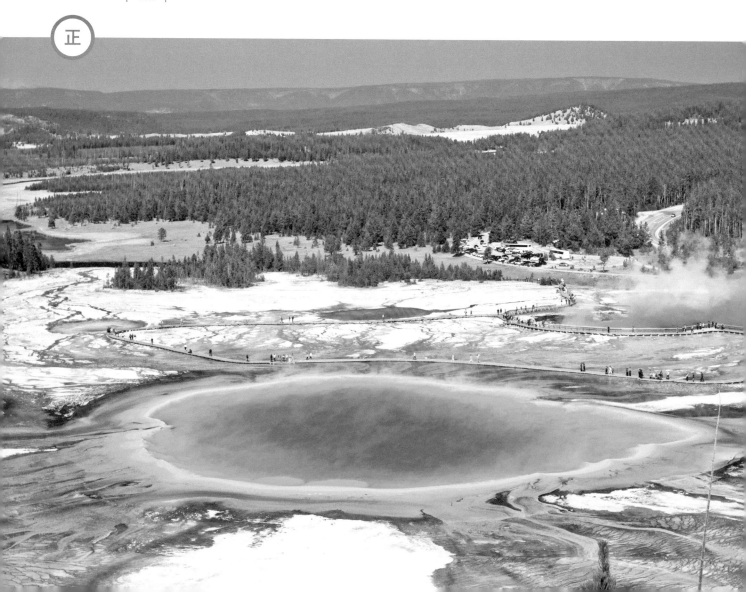

GOURMET

TOURIST SPOT

主なグルメ

☐ ハンバーガー

☐ ビーフステーキ

☐ パンケーキ

主な絶景スポット

☐ モニュメント・バレー

☐ ザ・ウェーブ

☐ グランドキャニオン国立公園

観光豆知識

エンタメの本場アメリカでは、ニューヨーク・ブロードウェイのミュージカルから、ラスベガスのショーまで一流のパフォーマンスが楽しめます。

答えはP111

誤

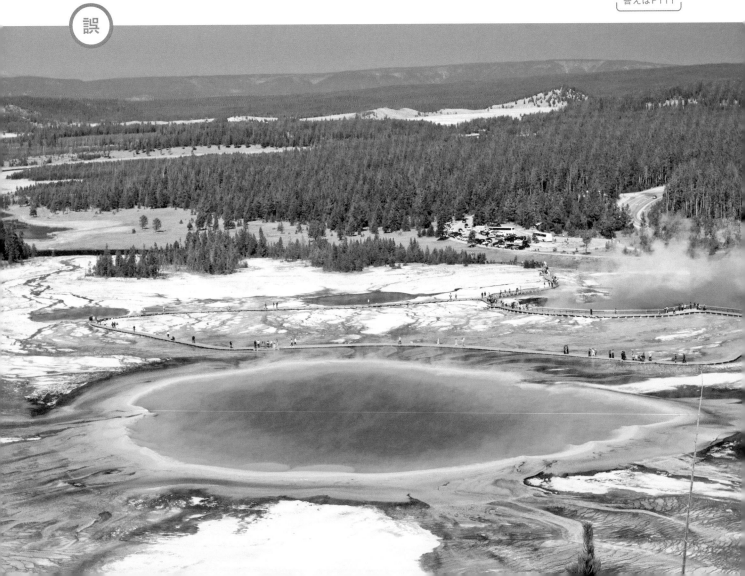

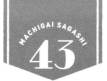

MACHIGAI SAGASHI
43

カナダ

| CANADA |

5つの まちがい を探しましょう

● イエローナイフのオーロラ

北極圏に近く、冬の天候が安定しているイエローナイフは、世界屈指のオーロラ遭遇率を誇ります。先住民族のテントで暖をとりながらオーロラを待つツアーが人気です。

正

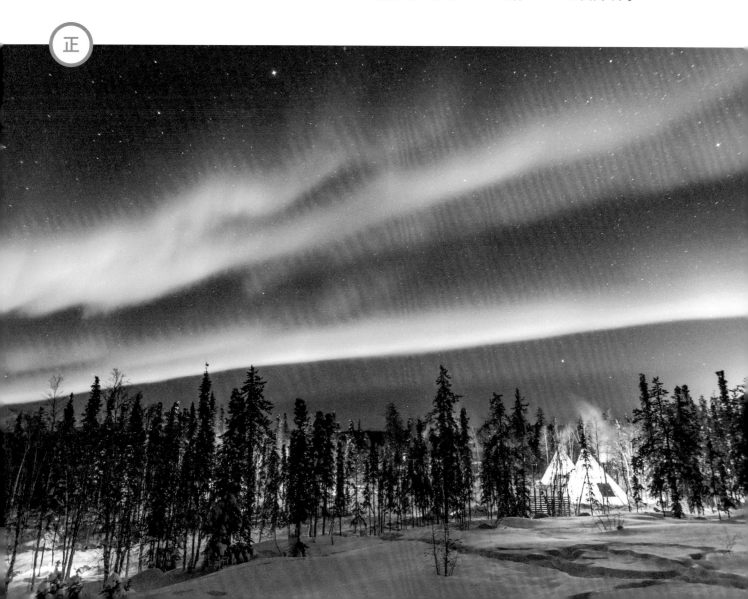

GOURMET

主なグルメ

- [ ] **プーティン**（グレイビーソース＆チーズがけフライドポテト）
- [ ] **サーモン**
- [ ] **メープルシロップ**

TOURIST SPOT

主な絶景スポット

- [ ] **ナイアガラの滝**
- [ ] **カナディアン・ロッキー**
- [ ] **メープル街道**

観光**豆知識**

L・M・モンゴメリによる小説『赤毛のアン』は日本でも有名。カナダ東部のプリンスエドワード島には、物語の舞台となったスポットが点在しています。

答えはP111

誤

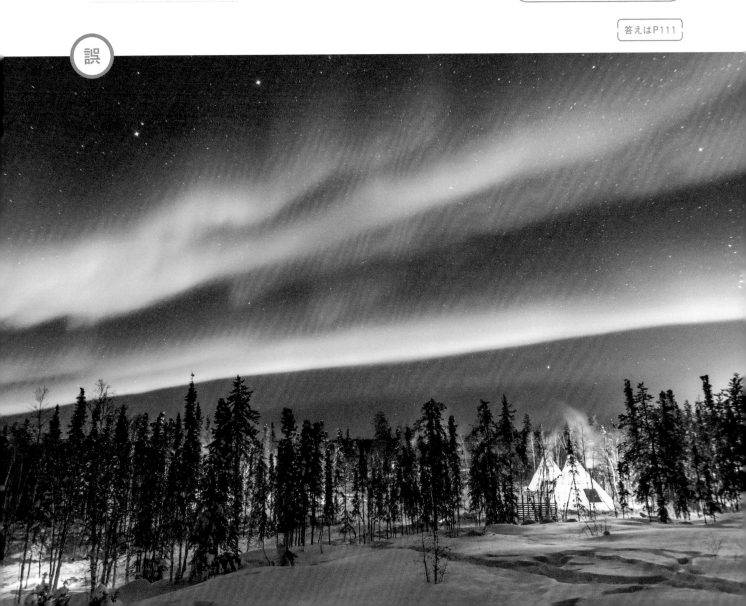

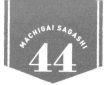

MACHIGAI SAGASHI
44

メキシコ

| MEXICO |

5つの まちがい を探しましょう

📍 カンクンのビーチ

ユカタン半島の突端に位置する、カリブ海に面したビーチリゾート。コバルトブルーの海と白砂のビーチに沿って高級ホテルが立ち並び、優雅なバカンスが楽しめます。

正

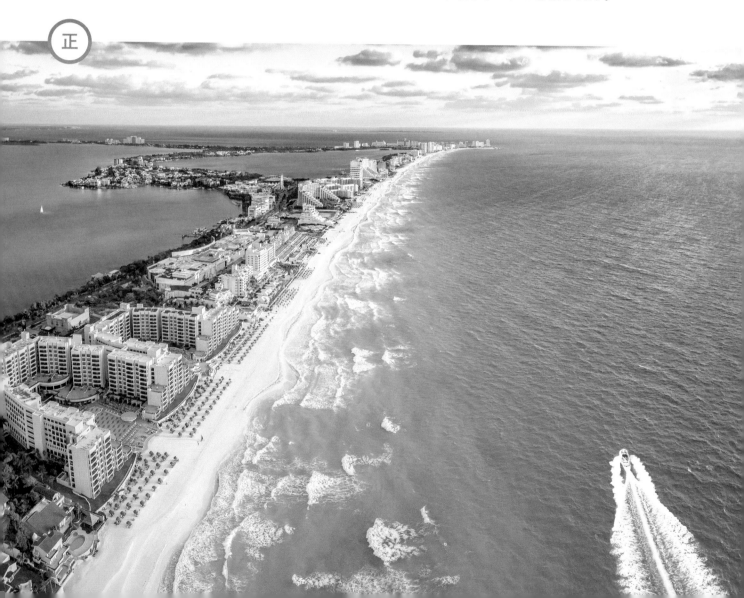

GOURMET

主なグルメ

- ☐ タコス
- ☐ ワカモレ（アボカドベースの
  ディップソース）
- ☐ テキーラ

TOURIST SPOT

主な絶景スポット

- ☐ テオティワカン
- ☐ チチェン・イッツァ
- ☐ ルイス・バラガン邸

観光豆知識

メキシコで人気があるスポーツといえば、派手な覆面レスラーが登場するプロレス「ルチャリブレ」。メキシコシティに有名な会場があります。

答えはP111

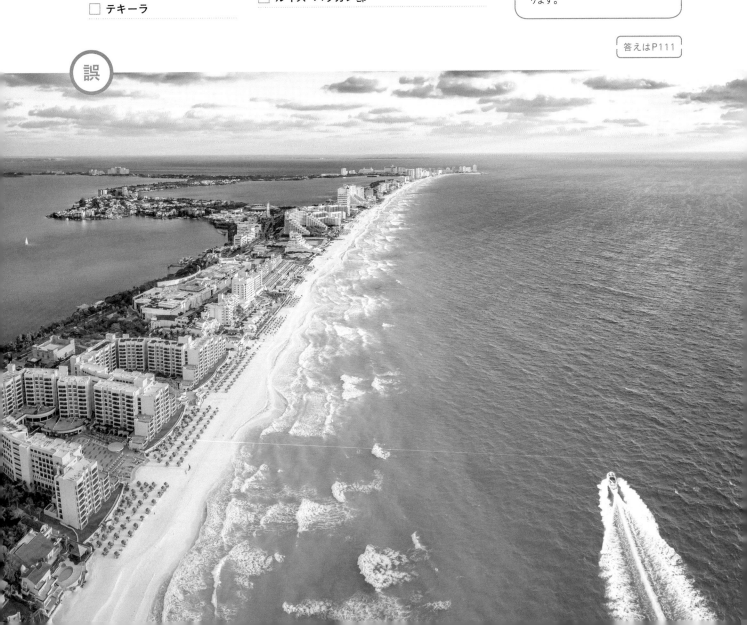

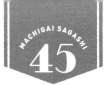

MACHIGAI SAGASHI
45

ベリーズ

| BELIZE |

5つの まちがい を探しましょう

📍 ブルーホール

世界遺産に登録されているベリーズ珊瑚礁保護区内の特異な地形。透明度が高く美しい海の中に、直径300m以上の大きな穴がぽっかり開いています。

正

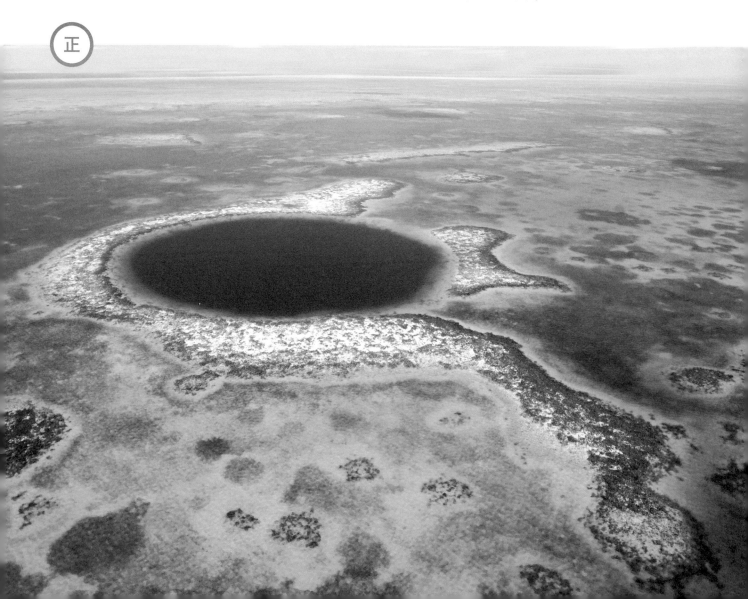

GOURMET

主なグルメ

- ☐ **チュレータ・デ・セルド**
  （豚の骨付きあばら肉焼き）
- ☐ **ポジョ・アサード**
  （焼いた鶏肉）
- ☐ **ライス＆ビーンズ**

TOURIST SPOT

主な絶景スポット

- ☐ **アルトゥンハ遺跡**
- ☐ **ラマナイ遺跡**
- ☐ **カラコル遺跡**

観光豆知識

カリブ海に面した国ベリーズは、美しいサンゴ礁が広がる世界屈指のビーチリゾート。ダイビングやスノーケリングなどマリンスポーツのツアーが人気です。

答えはP111

誤

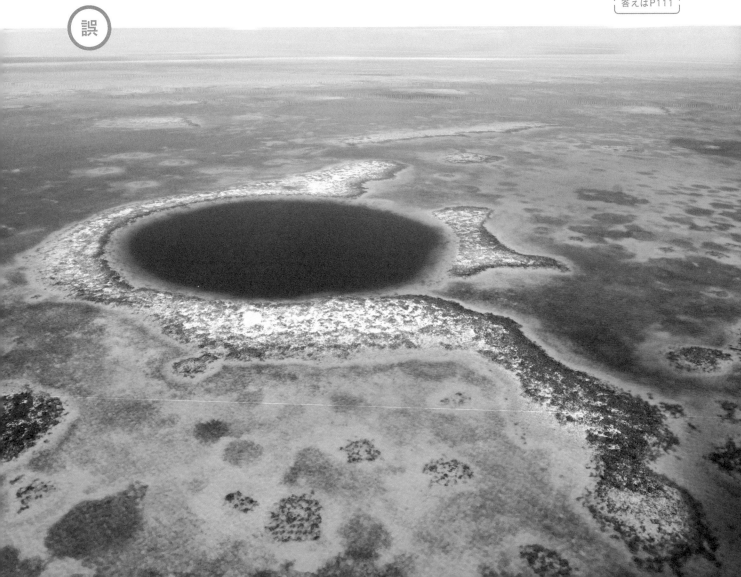

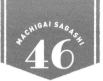

MACHIGAI SAGASHI
46

ブラジル

| BRAZIL |

5つの まちがい を探しましょう

📍 コルコバードの丘

美しく湾曲する海岸線や波のように連なる稜線、林立するビル群が一望できる絶景スポット。標高710mの絶壁の頂に両手を広げて立つキリスト像がシンボルです。

正

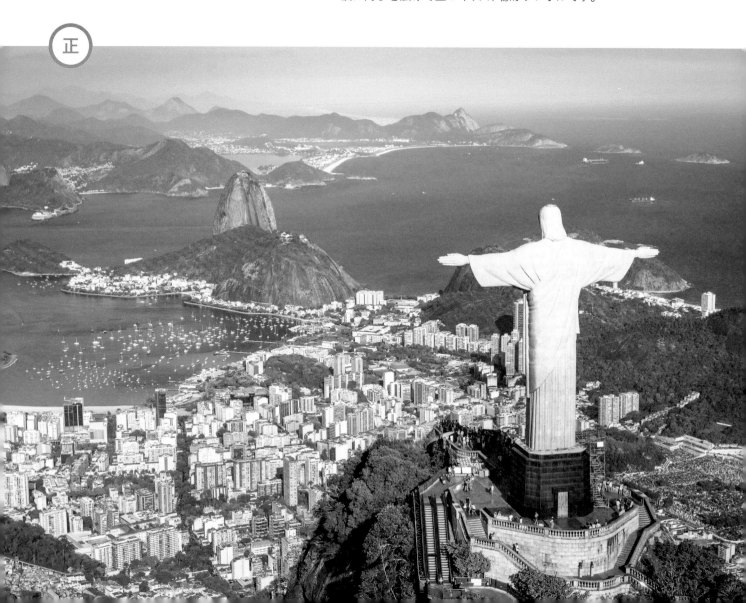

GOURMET

主なグルメ

- ☐ シュハスコ (ブラジル風BBQ)
- ☐ フェイジョアーダ
  (肉と黒豆の煮込み)
- ☐ コーヒー

TOURIST SPOT

主な絶景スポット

- ☐ パンタナル
- ☐ サルバドール旧市街
- ☐ オスカー・ニーマイヤーの建築群

観光豆知識

世界最大規模の祭りとして有名な、ブラジルのリオのカーニバル。煌びやかな衣装を身にまとった美女たちが激しく踊り、打楽器隊が大地を揺るがします。

答えはP111

誤

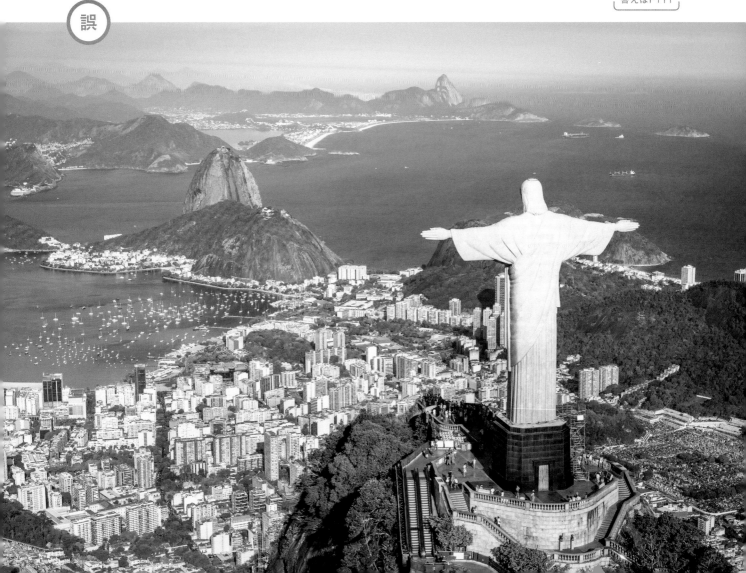

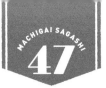

MACHIGAI SAGASHI
47

アルゼンチン

| ARGENTINA |

5つの まちがい を探しましょう

📍 ペリト・モレノ氷河

南米大陸南部のパタゴニア地方にあり、全長約35km、湖面からの高さは約60mにも及ぶ巨大な氷河。青白く輝く氷の塊が、轟音とともに湖へ崩れ落ちる様子は圧巻です。

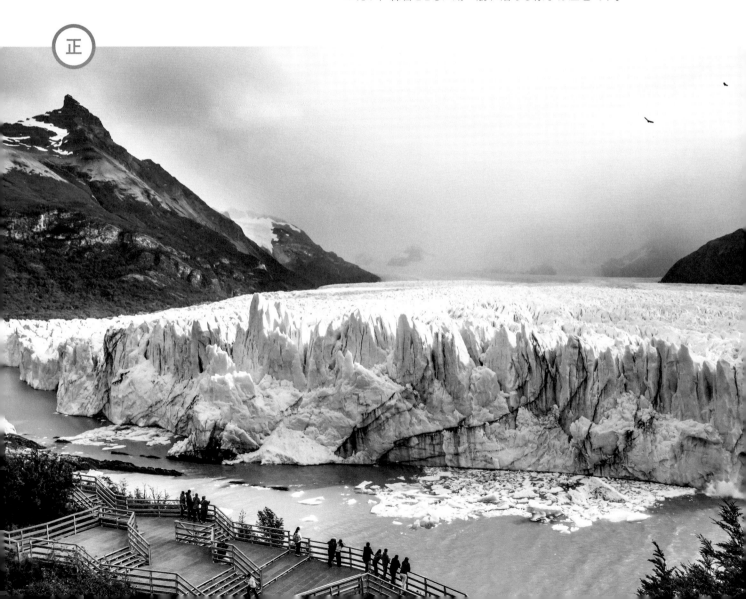

主なグルメ

- ☐ **アサード**（焼肉）
- ☐ **チョリパン**（チョリソーのサンドイッチ）
- ☐ **エンパナーダ**（パイ）

主な絶景スポット

- ☐ **サリーナス・グランデス**
- ☐ **ウマワカ渓谷**
- ☐ **フィッツロイ山**

観光豆知識

アルゼンチンの首都ブエノスアイレスで生まれた伝統舞踊といえば、情熱的なリズムが特徴のタンゴ。ユネスコの無形文化遺産にも登録されています。

答えはP111

誤

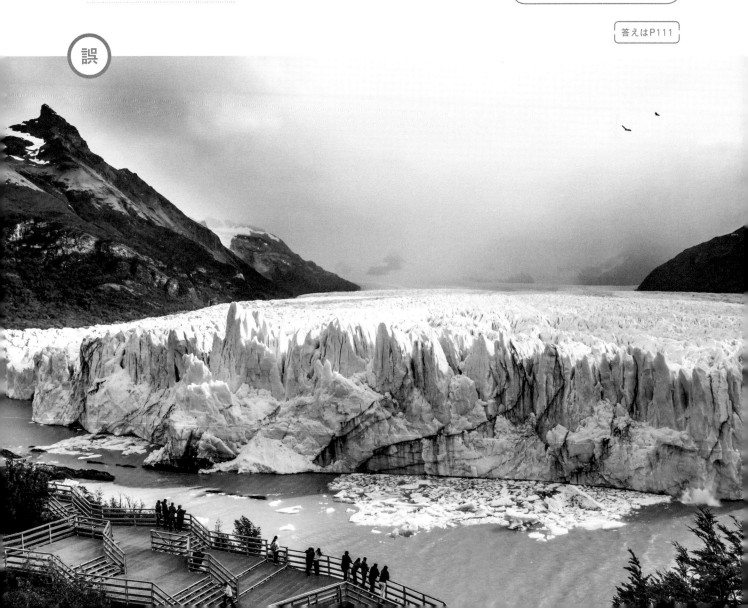

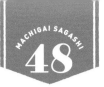

MACHIGAI SAGASHI
48

コロンビア

| COLOMBIA |

5つの まちがい を探しましょう

📍 キャノ・クリスタレス

毎年6〜11月ごろの乾季になると見られる絶景です。この川固有の水草が、まるで木の紅葉のように、黄色や緑、そして鮮やかな赤紫色に美しく染まります。

正

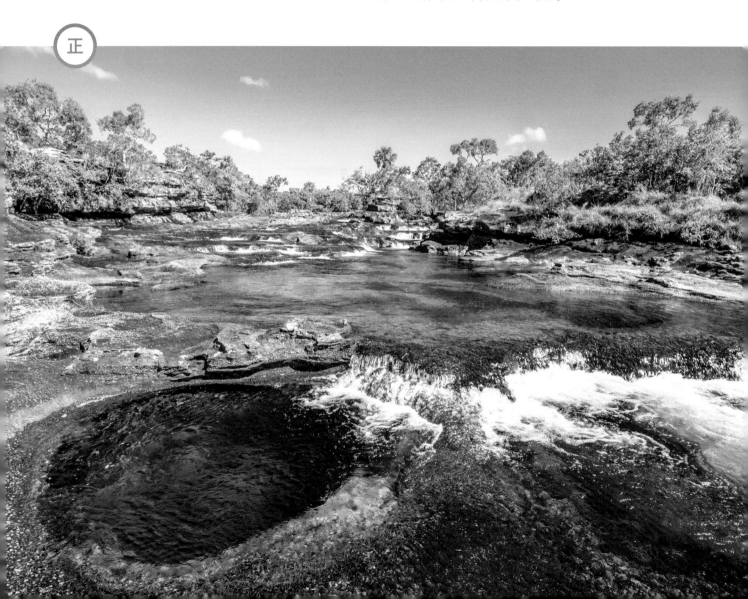

主なグルメ

- [ ] バンデハパイサ
  （コロンビア風定食）
- [ ] アヒアコ（ジャガイモのスープ）
- [ ] モンドンゴ（もつ煮込み）

主な絶景スポット

- [ ] グアタペの町並み
- [ ] カルタヘナ旧市街
- [ ] ラス・ラハス教会

観光豆知識

おみやげにもおすすめなコロンビアの特産品といえばコーヒー。ユネスコの世界遺産にも「コロンビアのコーヒー産地の文化的景観」が登録されています。

答えはP111

誤

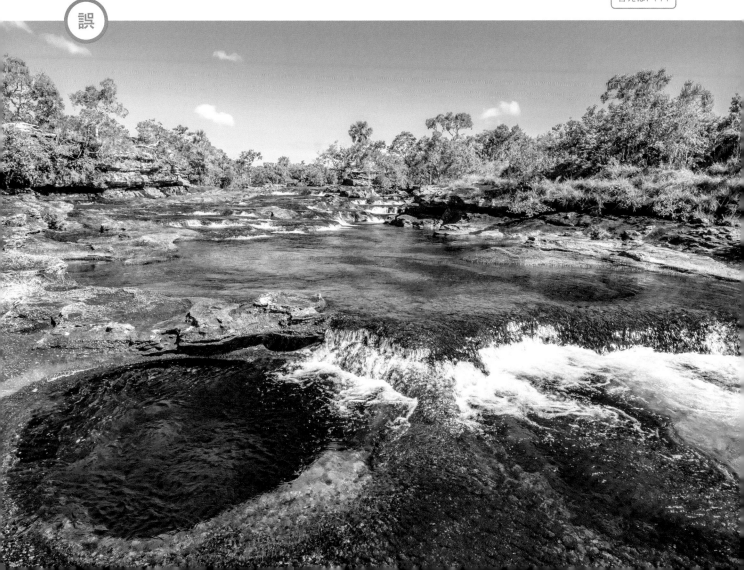

MACHIGAI SAGASHI
49

チリ

| CHILE |

5つの まちがい を探しましょう

📍 マーブル・カテドラル

アルゼンチンとチリの国境にまたがる、ヘネラル・カレーラ湖にある洞窟。優雅な弧を描くマーブル模様の洞窟は、エメラルドグリーンの湖水を反射して美しく輝きます。

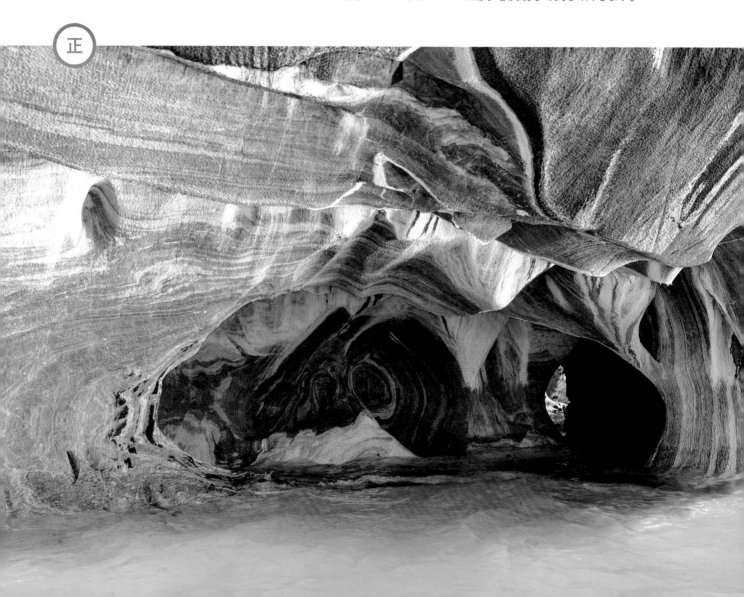

正

主なグルメ

- ☐ **チュラスコ**（牛肉の鉄板焼）
- ☐ **コングリオ**（アナゴの一種）
- ☐ **ワイン**

主な絶景スポット

- ☐ **モアイ像**
- ☐ **サンティアゴ旧市街**
- ☐ **月の谷**

観光豆知識

長い海外線をもつ国だけに、新鮮な魚介類を使った料理が豊富です。大規模なワイナリーも多く、おいしいシーフード料理をつまみにワインが堪能できます。

答えはP112

誤

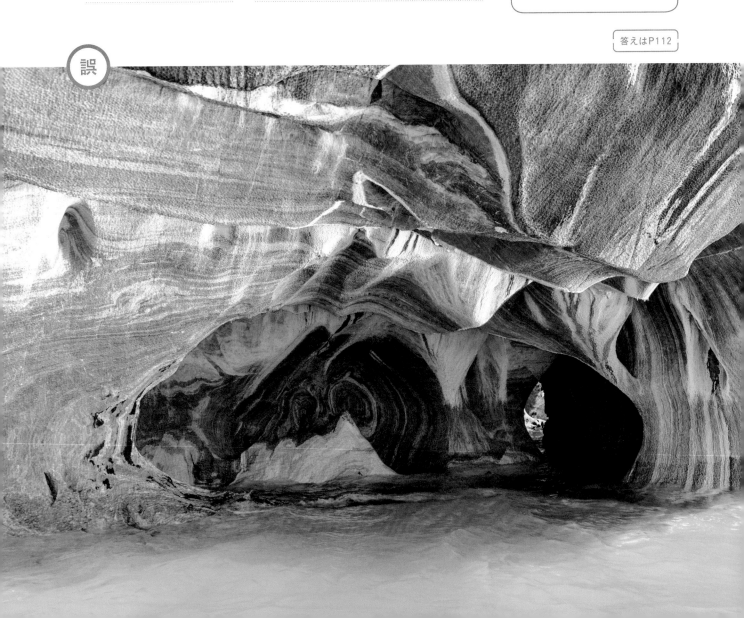

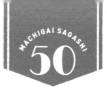

ペルー

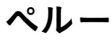

| PERU |

5つの **まちがい** を探しましょう

📍 レインボーマウンテン

山の鉱物が地表に出て酸化し、カラフルな虹のように美しく染まったことからその名がつきました。標高5000mを超えるヴィニクンカ山の通称です。

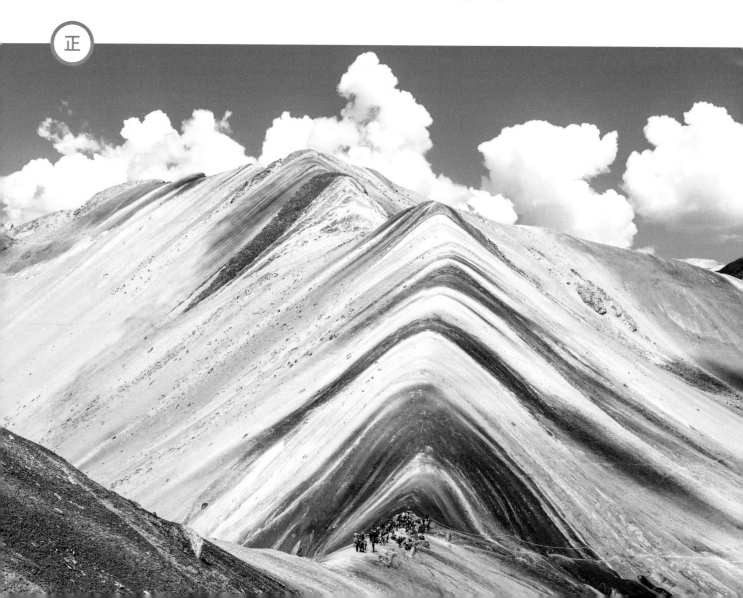

GOURMET

主なグルメ

- ☐ **セビーチェ**（魚介類のマリネ）
- ☐ **ロモサルタード**
  （牛肉と野菜の炒め物）
- ☐ **カウサ**（ペルー風ポテトサラダ）

TOURIST SPOT

主な絶景スポット

- ☐ **マチュピチュ**
- ☐ **ナスカの地上絵**
- ☐ **リマ歴史地区**

観光**豆知識**

ペルー南部のアンデス地方では、インカ帝国時代からアルパカの飼育が盛ん。セーターやマフラー、手袋などのアルパカ製品はおみやげの定番です。

答えはP112

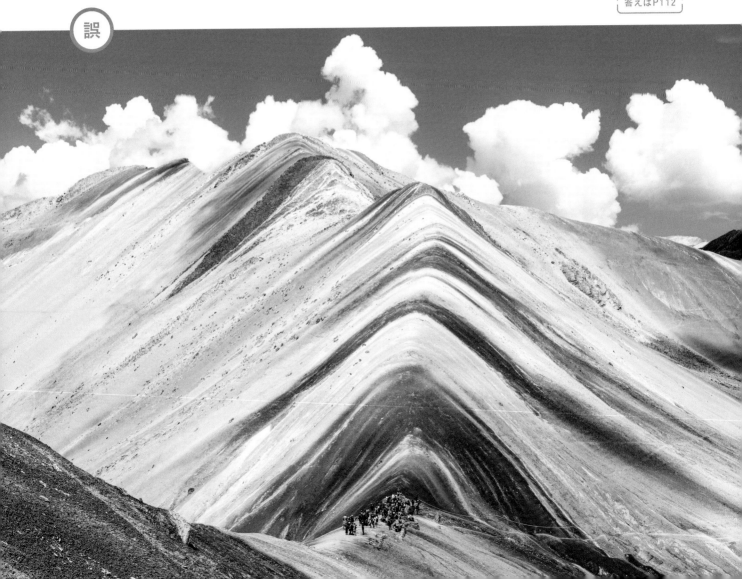

誤

P.006
01 ドイツ

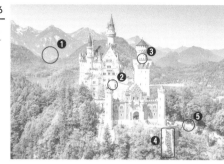

❶ 色の違い
❷ 窓の有無
❸ 窓の有無
❹ 木の量
❺ 影の有無

P.014
05 ロシア

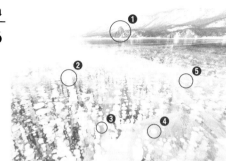

❶ 岩の形
❷ 模様の違い
❸ 模様の有無
❹ 模様の有無
❺ 模様の有無

P.008
02 英国

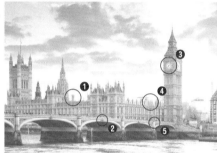

❶ 塔の高さ
❷ 装飾の数
❸ 針の角度
❹ 装飾の数
❺ 線の有無

P.016
06 スペイン

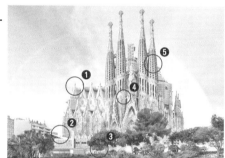

❶ 装飾の有無
❷ 建物の有無
❸ 木の量
❹ 窓の有無
❺ 窓の形

P.010
03 フランス

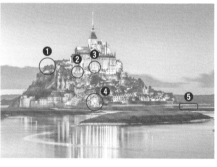

❶ 木の量
❷ 光の有無
❸ 窓の有無
❹ 建物の有無
❺ 物体の有無

P.018
07 オランダ

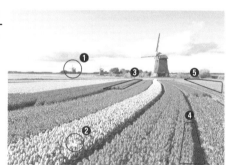

❶ 風車の有無
❷ 花の有無
❸ 花畑の色
❹ 花畑の幅
❺ 花畑の幅

P.012
04 イタリア

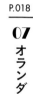

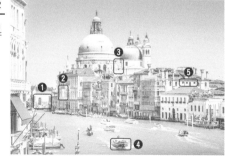

❶ 物体の長さ
❷ 色の違い
❸ 像の有無
❹ 色の違い
❺ 窓の有無

P.020
08 スイス

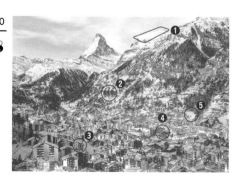

❶ 山の形
❷ 木の量
❸ 窓の有無
❹ 屋根の色
❺ 建物の有無

P.022
09 スウェーデン

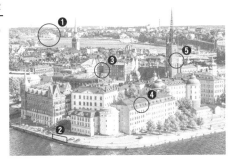

❶ 船の形
❷ 柵の有無
❸ 旗の有無
❹ 窓の数
❺ 装飾の違い

P.030
13 チェコ

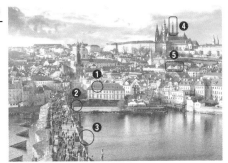

❶ 窓の有無
❷ 車の有無
❸ 像の有無
❹ 塔の高さ
❺ 建物の形

P.024
10 ベルギー

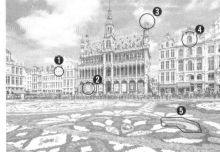

❶ 窓の形
❷ 装飾の違い
❸ 塔の形
❹ 窓の形
❺ 色の違い

P.032
14 ギリシャ

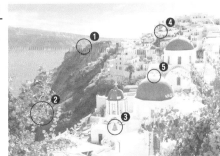

❶ 建物の形
❷ 花の量
❸ 鐘の大きさ
❹ 屋根の有無
❺ 影の有無

P.026
11 ノルウェー

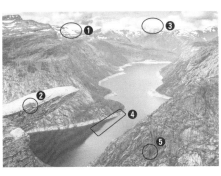

❶ 雪の量
❷ 草の量
❸ 雲の形
❹ 影の形
❺ 岩の模様

P.034
15 ウズベキスタン

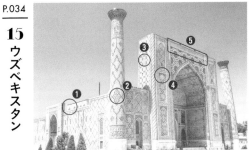

❶ 建物の形
❷ 模様の違い
❸ 色の違い
❹ 色の違い
❺ 装飾の幅

P.028
12 フィンランド

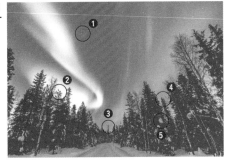

❶ 星の量
❷ 木の長さ
❸ 木の長さ
❹ 木の長さ
❺ 雪の有無

P.036
16 クロアチア

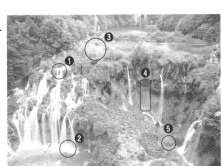

❶ 木の量
❷ 水の量
❸ 葉の色の違い
❹ 滝の有無
❺ 岩の大きさ

P.038

17 スロベニア

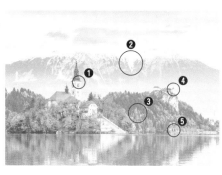

❶ 装飾の有無
❷ 雪の量
❸ 色の違い
❹ 建物の高さ
❺ 木の有無

P.046

21 クウェート

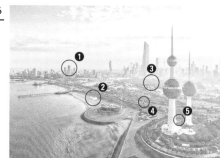

❶ 建物の高さ
❷ 建物の大きさ
❸ 建物の有無
❹ 車の有無
❺ 物体の有無

P.040

18 アイスランド

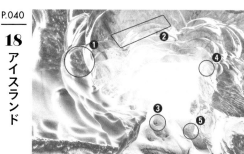

❶ 色の違い
❷ 形の違い
❸ 形の違い
❹ 氷河の大きさ
❺ 模様の違い

P.048

22 ヨルダン

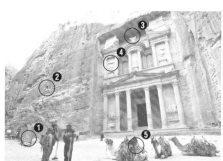

❶ 文字の違い
❷ 穴の大きさ
❸ 装飾の有無
❹ 装飾の大きさ
❺ 模様の違い

P.042

19 トルコ

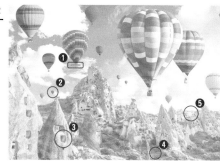

❶ 乗り物の幅
❷ 色の違い
❸ 窓の有無
❹ 木の有無
❺ 窓の有無

P.050

23 イエメン

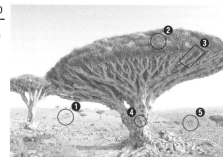

❶ 影の大きさ
❷ 葉の色の違い
❸ 枝の有無
❹ 穴の有無
❺ 木の有無

P.044

20 アラブ首長国連邦

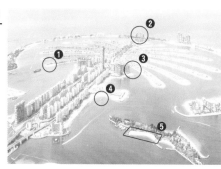

❶ 建物の有無
❷ 建物の形
❸ 地面の有無
❹ 物体の長さ
❺ 緑の有無

P.052

24 エジプト

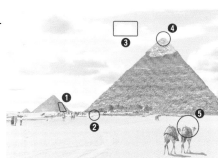

❶ 線の有無
❷ ラクダの有無
❸ 雲の形
❹ 高さの違い
❺ 人の有無

P.054

25 モロッコ

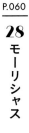

❶ 線の有無
❷ ドアノブの有無
❸ 窓の長さ
❹ 装飾の違い
❺ 花の違い

P.062

29 中国

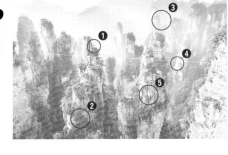

❶ 草の有無
❷ 草の量
❸ 岩の有無
❹ 草の有無
❺ 線の有無

P.056

26 エチオピア

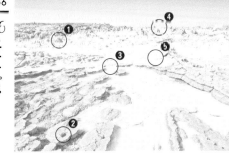

❶ 岩の色
❷ 穴の大きさ
❸ 岩の有無
❹ 岩の有無
❺ 岩の色の幅

P.064

30 インド

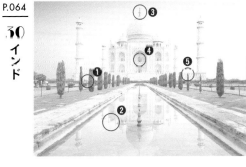

❶ 服の色
❷ 装飾の有無
❸ 装飾の大きさ
❹ 入口の有無
❺ 木の長さ

P.058

27 マダガスカル

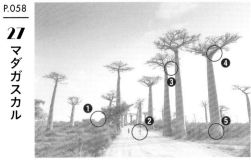

❶ 木の量
❷ 人の位置
❸ 枝の有無
❹ 枝の太さ
❺ 模様の有無

P.066

31 韓国

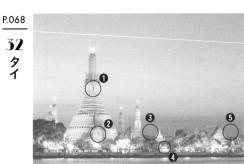

❶ 窓の有無
❷ 屋根の色
❸ 建物の色
❹ 模様の有無
❺ 窓の有無

P.060

28 モーリシャス

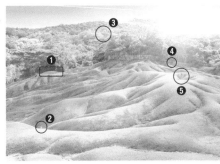

❶ 大地の有無
❷ 葉っぱの長さ
❸ 木の量
❹ 柵の装飾
❺ 大地の模様

P.068

32 タイ

❶ 装飾の有無
❷ 装飾の長さ
❸ 建物の有無
❹ 光の数
❺ 建物の有無

P.070
33 ベトナム

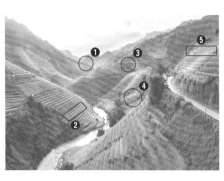
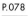

❶ 木の有無
❷ 棚田の色の違い
❸ 建物の有無
❹ 田んぼの色
❺ 段差の違い

P.078
37 カンボジア

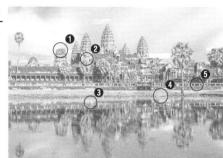

❶ 建物の高さ
❷ 入口の有無
❸ 鳥の有無
❹ 草の量
❺ 装飾の数

P.072
34 シンガポール

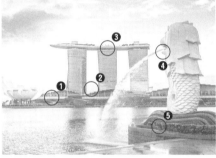
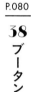

❶ 線の有無
❷ ポールの高さ
❸ 物体の有無
❹ 口の形
❺ 木の量

P.080
38 ブータン

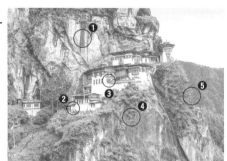

❶ 岩の模様
❷ 建物の線の有無
❸ 窓の大きさ
❹ 草の量
❺ 木の有無

P.074
35 マレーシア

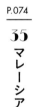
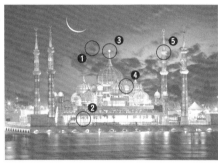

❶ 雲の有無
❷ 木の有無
❸ 装飾の形
❹ 色の違い
❺ 形の違い

P.082
39 オーストラリア

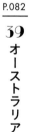
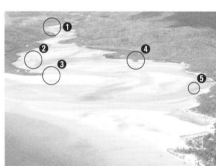

❶ 砂洲の形
❷ 植物の量
❸ 緑の有無
❹ 緑地の量
❺ 物体の有無

P.076
36 ミャンマー

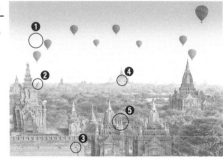

❶ 気球の有無
❷ 装飾の長さ
❸ 装飾の有無
❹ 入口の有無
❺ 装飾の数

P.084
40 ニュージーランド

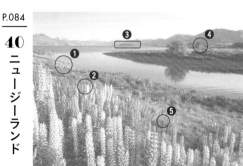

❶ 物体の有無
❷ 花の色の違い
❸ 島の大きさ
❹ 入口の有無
❺ 紫の花の長さ

P.086

41 パラオ

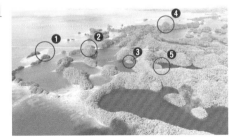

❶ 波の形
❷ 島の大きさ
❸ 島の大きさ
❹ 島の高さ
❺ 島の大きさ

P.088

42 アメリカ合衆国

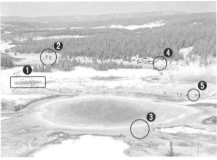
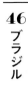

❶ 沼の色
❷ 木の有無
❸ 沼の模様
❹ 車の有無
❺ 人の有無

P.090

43 カナダ

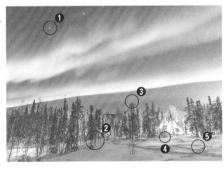

❶ 星の有無
❷ 木の量
❸ 木の長さ
❹ 雪山の有無
❺ 線の有無

P.092

44 メキシコ

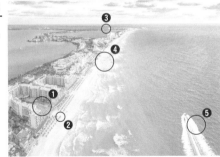

❶ 模様の違い
❷ パラソルの数
❸ 建物の有無
❹ 砂浜の形
❺ 波の幅

P.094

45 ベリーズ

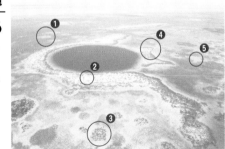

❶ 濃淡の有無
❷ 模様の有無
❸ 模様の量
❹ 砂洲の形
❺ 濃淡の有無

P.096

46 ブラジル

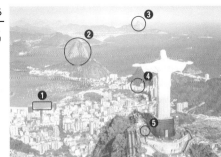

❶ 砂浜の有無
❷ 山の大きさ
❸ 山の高さ
❹ 建物の有無
❺ 人の有無

P.098

47 アルゼンチン

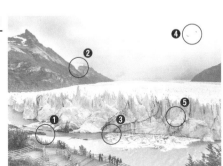

❶ 島の長さ
❷ 雪の量
❸ 氷の量
❹ 鳥の位置
❺ 線の有無

P.100

48 コロンビア

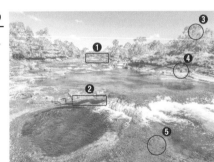

❶ 水草の範囲
❷ 色の幅の違い
❸ 木の量
❹ 草の有無
❺ 赤紫の水草
　の量

P.102
49 チリ

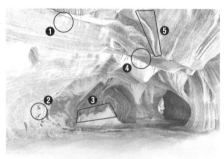

❶ 模様の違い
❷ 模様の違い
❸ 岩の高さ
❹ 岩の形
❺ 模様の違い

P.104
50 ペルー

❶ 山の形
❷ 色の違い
❸ 色の幅の違い
❹ 人の数
❺ 色の違い

監修

公立諏訪東京理科大学・
工学部情報応用工学科教授

篠原菊紀
（しの はら きく のり）

　長野県生まれ。公立諏訪東京理科大学・工学部情報応用工学科教授、地域連携研究開発機構・医療介護・健康工学部門長、学生相談室長。東京大学大学院教育学研究科博士課程等を経て、現職。茅野市縄文ふるさと大使。健康科学、脳科学が専門。

　「遊んでいるとき」「運動しているとき」「学習しているとき」など日常的な場面での脳活動を調べている。「快感・楽しさ」をキーワードに「ドーパミン神経系のふるまいを利用しコンテンツの快感を量的に推定する研究」「機械学習を併用したゲーミング障害・ギャンブリング障害研究」「機械学習による「らしさ」研究」「脳活動計測器や視線計測器を使って、商品開発、介護予防、教育などに役立てる研究」などを企業などとコラボしながら行っている。

癒やされながら脳力アップ！

絶景写真でまちがい探し　世界の絶景編

2021年8月15日初版印刷
2021年9月1日初版発行

編集人　田村知子
発行人　今井敏行

発行所　JTBパブリッシング
　　　　〒162-8446
　　　　東京都新宿区払方町25-5
　　　　https://jtbpublishing.co.jp/
編集　　03-6888-7860
販売　　03-6888-7893

STAFF

編集・制作
情報メディア編集部

組版・印刷所
大日本印刷

編集デスク
荒木栄人

アートディレクション・デザイン
BEAM

写真協力
istock

※本書掲載のデータは2021年6月末日現在のものです。発行後に変更になることがあります。
　おでかけの際にはホームページ等で事前に確認されることをお勧めいたします。

おでかけ情報満載『るるぶ&more』　https://rurubu.jp/andmore
女子旅、見る、撮る、遊ぶ『たびのび』　https://tabinobi.jp/